全国医药中等职业教育护理类专业"十二五"规划教材

护理伦理与法规

主编 付能荣 周 葵

中国医药科技出版社

内 容 提 要

本书是全国医药中等职业教育护理类专业"十二五"规划教材之一。

全书包括绪论、上篇、下篇共 13 个单元。上篇为护理伦理，主要介绍了护理伦理学概述，护理道德的原则、规范和范畴，护理关系道德，基础护理、心理护理与整体护理道德，临床护理道德，公共卫生与康复护理道德，护理管理与护理科研道德，现代医学发展中的道德问题，护理道德的教育、修养与评价。下篇为卫生法律法规。书末附有 6 个附录、教学大纲等。

本书适合医药卫生中等职业教育、函授及自学高考等相同层次不同办学形式教学使用，也可作为医药行业培训和自学用书。主要供中职护理、五年制高职护理（初中起点）、口腔护理、涉外护理、社区护理和助产专业使用。

图书在版编目（CIP）数据

护理伦理与法规/付能荣，周葵主编 . —北京：中国医药科技出版社，2013.8
全国医药中等职业教育护理类专业"十二五"规划教材
ISBN 978 - 7 - 5067 - 6210 - 6

Ⅰ.①护… Ⅱ.①付… ②周… Ⅲ.①护理伦理学 - 中等专业学校 - 教材 ②卫生法 - 法规 - 中国 - 中等专业学校 - 教材 Ⅳ.①R47②D922.161

中国版本图书馆 CIP 数据核字（2013）第 141178 号

美术编辑　陈君杞
版式设计　郭小平

出版　中国医药科技出版社
地址　北京市海淀区文慧园北路甲 22 号
邮编　100082
电话　发行：010-62227427　　邮购：010-62236938
网址　www.cmstp.com
规格　787×1092mm $\frac{1}{16}$
印张　13½
字数　308 千字
版次　2013 年 8 月第 1 版
印次　2020 年 7 月第 5 次印刷
印刷　北京市密东印刷有限公司
经销　全国各地新华书店
书号　ISBN 978-7-5067-6210-6
定价　**29.00 元**

本社图书如存在印装质量问题请与本社联系调换

全国医药中等职业教育护理类专业"十二五"规划教材建设委员会

编 委 会 ▶▶▶ 《护理伦理与法规》

主　编　付能荣　周　葵

副主编　李顺见　涂　利　王　力

编　者（按姓氏笔画排序）

马丽娟（天水市卫生学校）

王　力（毕节市卫生学校）

王　赛（山东省青岛卫生学校）

王　蕾（成都大学中职部）

付能荣（四川护理职业学院）

李顺见（山东省莱阳卫生学校）

来平英（四川护理职业学院）

周　葵（桂林市卫生学校）

侯言向（山东省莱阳卫生学校）

涂　利（成都大学中职部）

编写秘书　来平英

编写说明

随着《国家中长期教育改革发展纲要(2010~2020年)》的颁布和实施,职业教育更加强调内涵建设，职业教育院校办学进入了以人才培养为中心的结构优化和特色办学的时代。为了落实国家职业教育人才培养的"德育优先、能力为重、全面发展"的教育战略需要，主动加强教育优化和能力建设，实现医药中职教育人才培养的主动性和创造性，由专业教育向"素质教育"和"能力培养"方向转变，培养护理专业领域继承和创新的应用型、复合型、技能型人才已成为必然。为了适应新时期护理专业人才培养的要求，过去使用的大部分中职护理教材已不能适应素质教育、特色教育和创新技能型人才培养的需要，距离以"面向临床、素质为主、应用为先、全面发展"的人才培养目标越来越远，所以动态更新专业、课程和教材，改革创新办学模式已势在必行。

而当前中职教育的特点集中表现在：①学生文化基础薄弱，入学年龄偏小，需要教师给予多方面的指导；②学生对于职业方向感的认知比较浅显。鉴于以上特点，全国医药中等职业教育护理类专业"十二五"规划教材建设委员会组织建设本套以实际应用为特色的、切合新一轮教学改革专业调整方案和新版护士执业资格考试大纲要求的"十二五"规划教材。本套教材定位为：①贴近学生，形式活泼，语言清晰，浅显易懂；②贴近教学，使用方便，与授课模式接近；③贴近护考，贴近临床，按照实际需要编写，强调操作技能。

本套教材，编写过程中还聘请了负责护士执业资格考试的国家卫生和计划生育委员会人才交流服务中心专家做指导，涵盖了护理类专业教学的所有重点核心课程和若干选修课程，可供护理及其相关专业教学使用。由于编写时间有限，疏漏之处欢迎广大读者特别是各院校师生提出宝贵意见。

全国医药中等职业教育护理类专业
"十二五"规划教材建设委员会
2013年6月

前　言

　　为了落实国家职业教育"十二五规划"人才培养的"德育优先、能力为重、全面发展"的战略方针，主动加强教育优化和能力建设，实现中职护理教育人才培养的主动性和创造性，将中职护理教育向"素质教育"和"能力培养"方向转变，培养"应用型、技能型、复合型"的护理专业人才，遵循规划教材"精理论、重实践、强技能、求创新"的总体设计思想，我们编撰了这套创新型教材。

　　本教材的编写遵循"三基"（基本知识、基本理论、基本技能）、"五性"（科学性、思想性、先进性、启发性、适用性）、"三特定"（特定学制、特定专业方向、特定对象），尤其是突出教材应有的精炼、准确、实用、规范的原则，并强调以通过国家护士执业资格考试为基础，以社会需求和就业为导向，以能力为本位，贴近学生，贴近临床，理论知识以"必需、够用"为度，侧重实际能力的培养。目的是提高学生临床护理的伦理分析和决策能力，综合运用法律知识解决实际问题的能力。

　　本书内容由绪论、上篇和下篇构成。绪论内容包括：伦理学概述；卫生法概述；护理伦理与卫生法规的关系；学习护理伦理学和卫生法的意义和方法。上篇护理伦理包括九个单元：护理伦理学概述；护理道德的原则、规范和范畴；护理关系道德；基础护理、心理护理与整体护理道德；临床护理道德；公共卫生与康复护理道德；护理管理与护理科研道德；现代医学发展中的道德问题；护理道德的教育、修养与评价。下篇卫生法规包括四个单元：护士管理法律制度；临床护理工作相关的法律法规；医疗损害纠纷处理法律制度；护理工作中其他法律制度。书后附有六个附录：21世纪中国护士伦理准则；国际护理学会护士伦理法典（二版）（1973年）；希波克拉底誓言；南丁格尔誓言；护士条例；医疗机构从业人员行为规范。

　　该教材的编写以护理岗位需求为导向，注重护士执业资格考试新大纲的要求。最突出的特色是在目录的每一节增加了该节的重点提示，便于师生一目了然。每章设有：要点导航、案例、知识链接、考点提示、直通护考、练习题。"要点导航"使师生明确教学要求；以案例引入知识点，使学生能身临其境，进入角色，激发学习兴趣。"知识链接"可以开阔学生视野。插入"考点提示及直通护考"，实现与护士执业资格考试的零距离，提高护考通过率。

　　本教材主要供中职护理、五年制高职护理（初中起点）、口腔护理、涉外护理、社区护理及助产专业使用。

　　本教材的编写得到了各参编学校领导的大力支持，参编老师的通力合作，及四川护理职业学院基础护理教研室的汤杜娟、曹熙和淳玲老师的大力支持。在编写过程中参考了大量著作、教材及文献，吸收了他们的研究成果。在此，一并致以诚挚的谢意！由于编者的能力和水平有限，书中难免有疏漏之处，恳请使用本教材的师生给予指正。

编者

2013 年 4 月

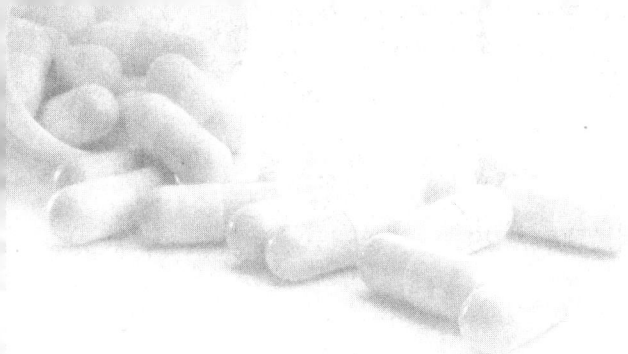

contents

目 录

上 篇　护理伦理

1

下 篇 | 卫生法律法规

绪 论

要点导航

1. 掌握护理伦理学的含义。
2. 熟悉伦理学和护理职业道德的含义。
3. 熟悉卫生法的含义及其基本原则的内容。
4. 熟悉学习护理伦理和卫生法规的意义和方法。
5. 了解护理伦理与卫生法律的关系。

护理伦理与法规是研究护理行为中的道德与法律规范的学科，它的功能是规范护理行为，调整护理领域的各种人际关系，以帮助护理人员更好地完成恢复、维护和增进人类健康的任务，是制约护理人员实践活动的重要因素。因而，学习护理伦理与法规，对护理人员而言，具有十分重要的意义。

第一节　伦理学概述

案例

某男，25 岁，因遇火灾，以"下肢大面积烧伤"入院治疗。其父母早亡，唯一的妹妹也在火灾中丧生。初入院时，患者情绪低落，多次拒绝治疗，经烧伤科王护士精心护理后，开始配合治疗，并每天指明要王护士为其打针换药。王护士认为：患者对自己产生了邪念。遂与另一护士调换了护理对象。患者未见王护士为其护理，又再次拒绝治疗，情绪波动很大。3 个月后，患者出院，临别时托人交给王护士一封信，内有一女孩照片，与王护士十分相像，患者言明照片上的姑娘正是他失去的妹妹。王护士明白了一切，并对自己的行为感到内疚。

请问王护士为什么会对自己的行为感到内疚？

一、道德与伦理学

（一）道德

1. 道德的含义

在古代汉语中，"道德"一词，最早是分开使用的。"道"字最初是指道路或街道，后来引申为法则、规律、方法等意思；"德"通"得"，指修道有得，即人遵循为人之道所得到的收获、体验。"道德"两个字连用，是在春秋末期。荀子在《劝学》篇中说："故学至乎礼而止矣，夫是之谓道德之极。"这句话的意思是，如果一个人的思想和行为都能符合"礼"的规定，就达到了道德的最高境界。可见，我国古代的"道德"一词，主要是指人与人之间的行为原则和规范，包括个人的道德行为、思想品质和修养境界。

在西方文化中，"道德"一词最早起源于拉丁文"moralis"，意思为风俗、习惯、性格、品行等意思，引申为风俗习惯沿袭下来的，人与人之间的行为原则和规范的意思，同时还包含着个人思想和品质的修养。英语的"morality"沿用了这个含义。从这一点来看，古代中国和西方，对"道德"一词的理解，大体上是相同的。

道德就是指人们在社会生活实践中形成的，并由经济基础决定的，用善恶作为评价标准，依靠社会舆论、内心信念和传统习俗来维系的，用以调整人们之间、个人与社会之间关系的行为规范的总和。

2. 道德的特征

道德不同于其他社会意识形式的根本特征，在于它的特殊的规范性：首先，它是一种非制度化的规范，是处于同一社会或同一生活环境的人们，在长期的共同生活过程中逐渐积累起来的某些要求、理想和秩序，具体表现在人们的视听言行之上，蕴含于人们的品格、习性和意向之中。其次，它主要是依靠传统习俗、社会舆论和人们内心信念的力量来实现的。再次，它还是一种俗称为良心的内化性规范。内化的规范也称为良心，由此形成特定的动机、意图和目的，促进人们自觉自愿地以此为言行的标准和尺度，并外化为一定的道德行为。

（二）伦理和伦理学

1. 伦理的含义

"伦理"一词源于希腊语。古希腊哲学家用它来表示某种现象的实质，以后人们又赋予它"风尚、习俗、性格、品质"等含义。从亚里士多德开始，这个词便成为研究人类道德科学的专门用语。

在我国古籍中，"伦"和"理"最早是作为两个概念分别使用的。《说文解字》解释说："伦，从人，辈也，明道也；理，从玉，治玉也"。在这里，"伦"即人伦，指人的血缘辈分关系，引申为人与人之间的关系；"理"的本义指玉的纹理，引申为条理、道理和规则。"伦"和"理"连用始见于秦汉之际的《礼记·乐记篇》："乐者，通伦理也。"但它不是现代意义"伦理学"中的"伦理"，只是指安排有序为伦理。后来才被引申为处理人与人之间关系的道理和原则。

2. 道德与伦理的关系

"道德"和"伦理"这两个概念，无论在我国还是西方，两者含义基本相同，可视为同义词，都是指人们的行为规范，强调社会生活和人际关系要符合一定的准则，使社会生活和谐有序，因此，人们常常把"伦理"与"道德"混用。但在严密的科学论断中，二者既有联系又有区别：道德关系早于伦理概念的产生，伦理思想是在对道德关系的认识和研究中逐步形成的。"道德"侧重于实际的道德规范、道德行为和具体的道德实践，而"伦理"则是对道德现象的理论概括、总结和提升，侧重于道德理论的研究。

3. 伦理学的含义

伦理学是一门研究道德的起源、本质、发展规律及其社会作用的科学，也称道德哲学。伦理学阐述了一定社会的道德核心、道德原则和道德范畴，并提出相应的道德要求，其目的在于规范人们的社会行为，形成适应一定社会、阶级、阶层所需要的道德风尚和精神文明，稳定一定的社会秩序，巩固一定的经济关系。伦理学将道德作为唯一的研究对象，是对道德现象的哲学思考。

4. 伦理学的产生和发展趋势

伦理学是一门古老的道德哲学。自古以来，中外历代思想家均从各自的时代要求和阶级利益出发，围绕着各种社会道德现象进行了研究。

两千多年前的春秋战国时期，我国诸子百家的著作中就有了"人伦"概念，并提出了"仁"、"兼爱"、"性善"等伦理观，汉代以后进一步形成了伦理概念。但由于我国古代文化发展和学科分类的特殊性，其道德论述和伦理思想往往与政治、哲学、礼仪交织在一起，未能形成独立的学科。春秋时期著名的思想家、教育家孔丘（公元前551～前479年），也是著名的政治伦理学家。他的《论语》是我国第一部规范的伦理学著作，他本人则是中国伦理思想史上第一位具有完整理论体系的伦理学家。

📢 知识链接

☞ 我国第一部规范的伦理学著作 ☜

《论语》是儒家的经典著作之一，由孔子的弟子及其再传弟子编撰而成。它以语录体和对话文体为主，记录了孔子及其弟子言行，集中体现了孔子的政治主张、伦理思想、道德观念及教育原则等。与《大学》、《中庸》、《孟子》、《诗经》、《尚书》、《礼记》、《易经》、《春秋》并称"四书五经"。

在古希腊，远在荷马时代的一些文献中，就有了某些伦理思想的萌芽，后来的一些哲学家都从不同侧面注意了对伦理道德的思考和研究。在此基础上，古希腊思想家亚里士多德（公元前384～前322年）对古希腊的道德思索和伦理思想的发展，作出全面的分析、概括和总结，创造了"伦理学"这个名词，他在雅典学院系统地讲授关于道德研究的学科。他死后，他的儿子尼各马可将他的学说整理成著作《尼各马可伦理学》，这是西方最早的伦理学著作。此后，伦理学成为一门独立的学科，亚里士多德本人被称为"伦理学之父"。

当然，伦理学作为科学，还是一门相对年轻的学科，因为只有马克思主义诞生以后，才把伦理问题的研究建立在辩证唯物主义和历史唯物主义的基础上，使其成为一门科学。而且，随着社会生产力的发展，科学文化在突飞猛进，客观上要求人类的精神文明，包括人们的道德生活和伦理学说，有着相应的发展和进步。这预示着以道德为研究对象的伦理学，理论体系将更加成熟和科学，研究的领域不断扩大，研究的内容不断丰富，其社会价值不断提高。科学的伦理学，将在引导和帮助人们培养高尚的道德品质，形成崇高的道德境界，造就完美的道德人格等方面，起着重要的作用。

二、 护理道德与护理伦理学

（一）职业道德

人们在某种特定的职业生活实践中，有着共同的劳动方式，接受共同的职业训练，因而人们具有共同的职业兴趣、爱好、习惯与心理，结成了某种特定的职业关系，形成了特殊的职业责任和职业纪律，从而产生了特殊的行为规范和道德要求。由此可见，职业道德就是人们在职业活动中必须遵循的具有职业特征的道德观念和行为规范的总和。

随着现代社会分工的发展和专业化程度的增强，市场竞争日趋激烈，社会对于整个从业人员的职业观念、职业态度、职业技能、职业纪律和职业作风的要求越来越高。在社会主义建设新时期，我们要大力倡导以"爱岗敬业、诚实守信、办事公道、服务群众、奉献社会"为主要内容的职业道德，全面加强社会主义职业道德建设。

（二）护理道德

护理道德是社会一般道德在护理实践领域中的特殊体现，是护理人员在护理领域内处理各种道德关系的职业意识和行为规范。它是一种特殊的社会意识形态，是为了促进护理人员更好地为人类的健康服务的。它又是一种特殊的职业道德，因为它伴随着护理职业的产生而产生，随着护理职业的发展而发展，规范的是护理人员的各种职业行为，调节的是护理领域中的人与人的关系，涉及到人的生命、疾病和健康等问题，更为人们所关注。

（三）护理伦理学

护理伦理学是研究护理道德的学科，它用伦理学的原则、理论和规范来指导护理实践，协调护理领域中的人际关系，对护理实践中的伦理问题进行分析、讨论并提出解

> **考点提示**
> 护理伦理学的含义

决方案。它是护理学的一个重要组成部分，又是伦理学的一个分支。护理学不同于其他科学技术，其本身就含有伦理因素，在护理临床实践、护理科学研究和其他护理活动进程中，都体现了伦理价值和道德追求。因此，护理伦理学是伦理学与护理学相互交融的一门边缘学科。

第二节　卫生法概述

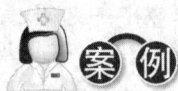

案例

林某，女性，36岁，因感冒到某医院门诊部就诊。医生诊断后，予以口服感冒药、肌注青霉素等治疗。林某考虑到家里还有青霉素针剂，于是没有取药。当日下午，林某自带青霉素针剂，找到与其相熟的该门诊部护士刘某，说：自己怕痛，以前也未作皮试，但注射过青霉素，要其帮忙直接注射。刘某听后碍于情面，应林某要求，未作皮试就为其直接注射青霉素。注射过程中，林某当即出现心慌、胸闷、四肢发冷等过敏反应，继而心跳、呼吸骤停。刘某立即停止注射，报告医师，采取肌注肾上腺素、

洛贝林等抢救措施。虽经全力抢救，但林某仍然因过敏性休克而死亡。

请问护士刘某的行为是否触犯法律？

众所周知，人的生命健康利益是人的最高利益，通过法律的手段调整卫生社会关系，使现代社会中每个人的生命健康利益最大化或者处于最优状态，是卫生法所应当追求的价值取向。因此，作为一个在现代整体护理观念指导下成长起来的护理人员，应该深刻体会到卫生法中所包含的社会意义，才能履行卫生法义务、自觉尊重他人权利。

一、 卫生法的概念

卫生法是指由国家制定或认可，并以国家强制力保障实施，调整在保护人体生命健康活动中所形成的各种社会关系的法律规范的总和。它是一门新兴的法律学科，是在 20 世纪 60 年代后期，随着生物—心理—社会医学模式的出现而产生的，是我国社会主义法律体系的一个组成部分。

卫生法有狭义和广义之分。狭义的卫生法，是指全国人民代表大会及其常务委员按照法定程序所制定的卫生法律。广义的卫生法，还包括被授权的其他国家机关所制定和颁布的、从属于卫生法律的、具有普遍约束力的卫生法规、规章，以及宪法和其他规范性法律文件中有关卫生的条款和规定。

二、 卫生法的基本原则

卫生法的基本原则是卫生立法的指导思想和基本依据，是卫生法所确认的卫生社会关系主体及其卫生活动必须遵循的基本准则，在卫生司法活动中起指导和制约作用。

（一）保护公民健康的原则

健康是一项基本的人权，卫生法的最根本目的就是保护和促进公民健康。这一原则首先要求人人都有权获得健康保护，而且他们依法取得的卫生保护权益应受到同等的法律保护。因此，立法机关在制定卫生法律的时候，要以维护公民身心健康为最高要旨。同时，每一个公民都应该获得有质量的卫生保护，这就要求政府加以监督，例如对药品质量的检验，对医护质量制定标准，对过失造成医疗事故的责任人进行处罚等。再者，还要求和公民身心健康有关的组织和个人都要牢固树立健康意识，切实把保护公民健康作为一项基本原则。

（二）预防为主的原则

预防为主，旨在进行维护公民健康的各种活动中，正确处理防病和治病的关系，这是由卫生工作的性质所决定的。预防的主动性可以减少疾病的发生和流行，降低防治疾病的社会成本，建立和改善合乎健康要求的生产和生活环境，保护人体健康。我国是发展中国家，医疗保障水平还不高，人们的医疗费用支付能力比较低，卫生工作只能把重点放在预防上。实践证明，预防为主不仅是费用低、效果好的措施，而且能更好地体现党和政府对人民群众的关心和爱护。当然，强调预防，并不是轻视治疗的重要作用，预防为主、防治结合才是完整的预防为主原则的真正内涵。

（三）公平配置卫生资源的原则

科学合理地配置卫生资源，协调卫生保健活动，是伦理道德在卫生法上的反映，是社会进步、文明的体现。当然，由于目前我国较低和非常不均衡的生产力发展水平，导致不同地区、不同人群短期内不可能获得均等的支配卫生资源的权利和机会。但从理论上讲，不同的人群或个人如果能获得条件范围内最好的支配资源的机会，就可谓"公平"。要意识到，随着我国生产力的不断发展和国力逐渐昌盛，公民将会获得更多更好的支配卫生资源的机会和权利。

（四）维护个人利益和社会利益相结合的原则

国家必须保护公民个人的健康权，但同时又要维护涉及大多数人利益的公共健康。为此，在因个人行使合法权利而导致公共健康濒临危机时，有必要对个人的合法权利加以适当限制。例如，对于某些传染病患者，法律规定不得出入境或者强行隔离；患某些疾病的人，不得从事接触直接入口食品的工作等等，虽然他们的合法权利受到了较大限制，但限制这些人群合法权利的根本目的是维护社会利益。

（五）患者自主的原则

保护患者权利的观念是卫生法的基础，而患者的自主原则是患者权利的核心。所谓患者的自主原则，是指患者经过深思熟虑就有关自己疾病的医疗问题做出理智的选择，并对其结果承担责任的自我决定权。即患者有权自主选择医疗机构、医生及其医疗服务的方式；除法律法规另有规定外，有权自主决定接受或者拒绝某一医疗服务；有权拒绝非医疗性服务等。目前，许多国家越来越重视患者权利的保护问题，有的甚至制定了专门的患者权利保护法，如荷兰、丹麦、美国等。我国目前还没有专门的患者权利保护法，但现行的卫生法律法规也从不同的角度对患者的权利，如医疗权、知情权、同意权、选择权、隐私权、赔偿请求权等，作了明确具体的规定。

直通护考

制定医疗卫生法则的基本原则不包括（　　）。

A. 卫生保护原则，承认健康是一项基本人权

B. 预防为主原则，防止疾病的发生和流行

C. 在制定卫生法规时，个人健康利益高于社会健康利益

D. 公平原则，合理分配卫生资源

E. 患者自主原则，患者有自己决定和处理卫生法所赋予的患者权利

正确答案：C

第三节　护理伦理与卫生法规的关系

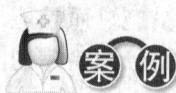

案例

2003年9月2日，在青岛打工的梁某在朋友初某的陪同下，到青岛某医院做人工流产。作为青岛市某医学院的教学医院，医院组织了八九位见习学生对人流的手术过

程进行了观摩。因麻醉处于睡眠状况的梁某在手术后醒来，听朋友告知其手术过程被无关人员观摩，感到非常气愤，遂与院方发生争执；因未达成和解，最后以医院侵犯其隐私权为由诉至法院，要求赔偿精神损失。

请问患者可以拒绝教学医院组织的学生观摩吗？

一、护理伦理与卫生法规的联系

（一）二者都是以调整护理实践中人们的相互关系为目的的行为规范

护理伦理与卫生法规的共同目的就是在协调人们关系的基础上，使得护理工作能在道德与法律约束和保护的前提下顺利进行，更好地维护广大人民的健康利益和社会秩序。

（二）二者在内容上相互渗透，相互补充

护理伦理与卫生法规一方面相互渗透、彼此包含。卫生法规包含有护理伦理的内涵，是培养、传播和实现护理伦理的有力武器；护理伦理也体现了卫生法规的要求，是维护、加强和实施卫生法规的重要精神力量。另一方面，二者又相互作用、彼此补充。一般情况下，护理伦理观念的普及与宣传是为了更好地贯彻和执行卫生法规，卫生法规的制定则是为了更好地促使人们选择符合护理伦理的行为。护理人员遵守法律本身也是道德的要求，在护理领域中还表现为遵守护理规章制度等。而且，已有的现行法律中的规定很可能已经过时或滞后，需要借助道德的力量，督促法律的完善。

二、护理伦理与卫生法规的区别

（一）研究的对象不同

护理伦理是以护理实践中的职业道德为研究对象；卫生法规则是以卫生领域中的法律法规为主要研究对象。

（二）表现的形式不同

护理伦理一般是不成文的，存在于人们的意识和社会舆论之中；而卫生法规是由拥有立法权的国家机关依照法定程序制定的，一般都是以成文形式出现。

（三）作用的范围不同

护理伦理作用的范围比卫生法规广泛得多，适用于护理职业的所有方面。

卫生法规则主要针对违法者。因而，如果在护理实践中发生了影响很坏的行为，但尚未触及法律，这些问题只能受到护理职业道德的谴责，无法用法律来制裁。

（四）作用的形式不同

护理伦理主要是靠社会舆论、内心信念和传统习惯来发挥作用的，它是通过人们对某种道德观念的接受，转化为个人的内在需求而自觉遵守的行为规范；卫生法规则主要是依靠强制性的力量来执行的，它不管人们内心是否赞同，违反它就要以不同的处罚方式强行制止一切损害人们健康的行为。因而，护理伦理是维护和实施卫生法规的有效基础，卫生法规是坚持和传播护理伦理的有力武器。

正因为如此，护理人员要做好护理工作，一方面必须懂得护理伦理知识，另一方面还需懂得卫生法规知识。只有这样，才能在护理伦理与卫生法规的指导下，顺利地

完成护理任务。这样既维护了患者的利益，也保护了自己的利益，同时还使自己获得成就感与价值感。

第四节　学习护理伦理学和卫生法的意义和方法

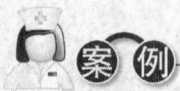

案 例 --

格林太太，67岁，因交通事故造成多处骨折和撕裂等入院。她的丈夫也被送到同一家医院，但已死亡。格林太太当时是司机，她不停地问她的责任护士她丈夫怎么样了。外科医生马大夫告诉护士不要告诉患者真相，但并未提供给护士任何理由。

请问护士是否应当告诉格林太太她丈夫已经死亡的真相？

一、学习护理伦理学和卫生法的意义

（一）是培养和提高护理人员的道德修养和法律素质的需要

随着现代医学的发展，对护理人员的素质提出了全新的要求。一名合格的护理人员，不仅要有坚定正确的政治方向，而且要有良好的护理道德观念；不仅要掌握科学的现代护理理论、知识和娴熟的护理技能，拥有良好的身心素质，而且需要培养崇高的护理道德品质和法律意识。

护理人员的职责就是"保护生命，减轻痛苦，恢复健康"。患者利益、社会利益及护理人员利益的一致性，使得护理人员必须懂得护理道德原则及法律规范，树立正确的道德观念与法制观念，为护理实践打下良好的知识基础，增强护理行为的决策能力，以提高护理人员适应社会、适应工作需要的专业素质。

（二）是推动护理事业和护理科学发展的需要

当代护理科学发展日新月异，新的医学模式的确立，整体护理的提出，客观上要求我们的护理人员在护理过程中，一切以患者为中心，尽最大努力解决与患者身心健康有关的所有问题，而护理人员在工作时，将会面临技术、伦理、法律等诸多方面的问题。所以，我们学习护理伦理和卫生法规，可以帮助我们站在护理道德和卫生法律的立场，处理好护理领域的人际关系，提高自己的责任感和服务意识，促使自己在业务上精益求精，保证护理质量和护理管理水平不断提高，推动护理事业和护理科学发展。

（三）是强化护理人员"自我"保护意识的需要

护理工作带有一定的风险性。这一风险既包括被感染的风险，也包括不被患者理解或认可而被起诉的风险。要使自己的工作在安全的条件下进行，护理人员必须学习道德规范与法律规范。一方面，懂得用道德与法律约束自己的行为，规范护理活动，预防医疗护理差错事故的发生，避免护患纠纷；另一方面，随着人们法制观念的日益增强，医疗护理中碰到的纠纷与法律问题越来越多，护理人员在工作中难免遇到各类事件。如果不知道拿起法律武器维护自己的合法权益，使自己的行为受到法律的保护，我们的护理工作将没有安全感，护理人员也难以尽心尽责地为患者服务。因而，学习护理伦理与法规，遵守道德与法律规范，是护理人员保护自己的重要保证。

二、 学习护理伦理学与卫生法的方法

（一）辩证唯物史观的方法

护理伦理和卫生法规作为上层建筑，是由社会经济关系决定的，又受到当时社会的政治、法律、文化、宗教等其他社会意识形态的影响和制约，且随着护理实践的发展而发展，具有较强的历史性和时代性。这就要求我们在学习护理伦理和法规时，应当坚持历史唯物主义的原则，将问题的研究放在相应的历史条件下，客观地分析不同的伦理、法律观念，才能对之做出科学的说明，揭示出其本质和规律。

（二）理论联系实际的方法

护理伦理与法规是一门应用理论学科，具有很强的实践性。因而，学习护理伦理与法规必须坚持从实际出发，运用伦理与法规理论解决护理实践问题。要结合护理实践中经常遇到的道德与法律问题，予以正确的分析，促使我们自觉思考在护理实践中遇到涉及道德与法律规范的情况时，如何正确对待。护理伦理道德与法规必须与护理实践紧密地联系起来，才能互为补充、相得益彰。

（三）案例分析的方法

案例分析的方法是就具体的护理行为进行医学的、护理的、伦理的、法律的、经济的、文化的分析讨论，做出综合的评判，并探究案例背后的深层次原因和实质，以提高我们解决护理伦理和法规问题的能力。案例分析法的具体程序如下：收集各方面的事实情况资料→确定护理伦理、道德及冲突问题→确定谁是矛盾解决的决定者→影响做决定人的价值观和其他因素→其决定和可能的决定是什么→其他可能的行动方案→最后决定采取的行动，反思、评价和总结。通过分析讨论，我们会学到医护知识、社会知识、伦理道德知识、法学知识等等。所以，只有结合案例的分析和讨论，才能更加深入、具体地学习和研究护理伦理学和卫生法规。

总之，学习护理伦理和法规，要坚持把以上几种方法结合起来灵活运用，才能真正学好这门课，才能不断提高自身的道德修养和法律意识。

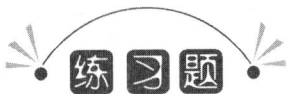

练 习 题

一、选择题

A₁ 型

1. 道德与其他社会意识形式的区别在于其（　　　）。

    A. 规范性　　B. 强制性　　C. 自律性　　D. 他律性　　E. 制度性

2. 护理伦理学是研究（　　　）。

    A. 护理道德规律的科学　　　　　　　　B. 护理道德的科学

C. 护理道德与法律的科学   D. 护理道德本质的科学

E. 护理道德现象的科学

3. 被称为"伦理学之父"的是（　　）。

  A. 孙思邈   B. 希波克拉底

  C. 亚里士多德   D. 张仲景

  E. 孔子

4. 我国第一部规范的伦理学著作是（　　）。

  A. 《千金方》   B. 《礼记》

  C. 《伤寒杂病论》   D. 《论语》

  E. 《黄帝内经》

5. 卫生法最基本的原则是（　　）。

  A. 保护公民健康的原则   B. 预防为主的原则

  C. 患者自主的原则   D. 公平配置卫生资源的原则

  E. 个人利益与社会利益相结合的原则

A₂ 型

6. 王护士在给 3 床患者王某输液时，因查对不严格，错把李某的青霉素输给了王某，导致王某因过敏性休克而死亡，该护士的行为属于（　　）。

  A. 意外事故   B. 过失犯罪

  C. 侵权行为   D. 故意犯罪

  E. 护理差错

二、思考题

1. 护理伦理与卫生法的区别和联系有哪些？

2. 简述学习护理伦理与卫生法的重要意义。

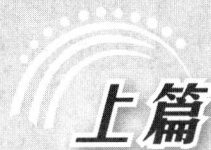

上篇

护理伦理

第一单元　护理伦理学概述

要点导航

1. 掌握护理伦理学的研究对象。
2. 熟悉护理伦理学的研究内容，护理伦理学的历史发展。
3. 了解护理伦理学的理论基础及其与相关学科的关系。

案例

美国迈阿密市曾发生过一起诉讼案。一个叫艾琳的女孩出生时背部有一红色肿瘤，若不手术，将造成畸形发育或致命的严重后果。艾琳的父母不同意实施手术，主张让孩子自生自灭。可是医院不同意，说虽然手术可能导致孩子终身瘫痪，但也有成功的可能，应该为孩子实施手术。是让艾琳自然死去，还是尽可能长久的活下去？爱琳父母和医院请求法官公断。

讨论：艾琳父母和医院的做法是否正确？

第一节　护理伦理学研究的对象和内容

一、护理伦理学的研究对象

护理伦理学是以护理道德现象、护理道德关系及其发展规律作为自己的研究对象。

（一）护理道德现象

护理道德现象是指护理领域中普遍存在的各种道德关系的具体体现。它主要包括护理道德的意识现象、规范现象和活动现象三个组成部分，是护理伦理学主要研究的对象。

（二）护理道德关系

护理道德关系是临床医疗和护理实践中所表现出来的一系列人际关系。

1. 护理人员与患者的关系

一般称为护患关系，它是护理伦理学的核心问题和主要研究内容。

2. 护理人员与其他医务人员的关系

这种关系包括护理人员与护理人员、医生、医技人员、医务管理人员以及后勤人员之间的关系。

3. 护理人员与社会的关系

在护理实践中，护理人员不仅要履行对服务对象的健康责任，还要承担对他人、对社会的健康责任。同时，由于护理领域的拓宽，护理人员所要履行的社会义务也越来越多。

4. 护理人员与医学科学研究的关系

这种关系是指随着护理科学的发展和医学高新技术在临床上的广泛应用，现代医学中出现了许多伦理难题，需要护理人员和医生共同去研究探讨护理人员在研究探讨过程中所引发的关系。

二、 护理伦理学的研究内容

（一）护理道德的基本理论

护理道德的基本理论包括护理道德的产生、发展及其规律；护理道德的本质、特点及其社会作用；护理道德的理论基础；护理道德与护理学、医学、医学模式和护理模式转变、卫生事业发展的关系。

（二）护理道德的规范体系

护理道德的规范体系包括护理道德的基本原则及临床诊疗活动中的护理道德原则；护理人员在处理护理人际关系中的基本道德规范；护理人员在不同领域、不同护理方式和不同学科的具体道德规范和要求；生命伦理学的特殊护理道德规范和要求。

（三）护理道德的实践

护理道德实践包括护理伦理决策、监督、评价、考核、教育和修养等。

（四）护理道德的难题

是指护理实践中，因推行新技术或开辟新领域而产生的难以解决的道德问题。包括在人工生殖技术、基因技术、器官移植、卫生资源分配、安乐死等方面产生的与传统道德有着尖锐冲突的道德问题。

第二节　理论基础及其与相关学科的关系

一、 护理伦理学的理论基础

（一）生命论

生命论是关于人的生命的本质和意义的理论。人们如何认识和处理人的生与死，经历了三个不同的伦理认识阶段。

1. 生命神圣论

生命神圣论是强调人的生命不可侵犯的一种伦理观念。当人的生命遭到疾病侵袭或者面临死亡威胁时，医护人员应该义不容辞利用所掌握的医护知识和手段不遗余力地去恢复健康、挽救生命、延缓死亡的来临。

生命神圣论激励着古往今来的医护人员不断探索生命奥秘，从而推动医学科学向前发展。但是，这种生命观由于片面强调生命至上，在人口数量膨胀、社会生活质量提高、资源合理利用等问题凸现的今天，受到了严峻的挑战。

2. 生命质量论

生命质量论是以人的自然素质的高低、优劣为依据，衡量生命对自身、他人和社会存在价值的一种伦理观念。它强调人们不应单纯追求生命的数量，更应关注生命的质量，发挥人的潜能。

生命质量论的形成与发展为人们正确认识和处理生命问题（如安乐死等），提供了新的标准和理论依据。但这种生命论有其局限性，因为事实上人的生命质量和其存在价值不一定成正比。

3. 生命价值论

生命价值论是以人具有内在和外在的价值来衡量生命意义的一种伦理观。它主张衡量人的生命价值，主要看他对他人、对社会的贡献，贡献越多，其生命就越崇高，价值就越大。

综上所述，现代生命论就是从生命神圣论、质量论和价值论三者的辩证统一中去看待生命，即应当在生命的价值和质量的前提下去维护人的生的权利，去维护生命的神圣和尊严。

（二）人道论

人道论是研究人道主义的一种道德理论。医学人道主义是指在医学领域内，医护人员关爱患者健康、重视患者生命、尊重患者的人格与权利、维护患者利益和幸福的伦理原则。医学人道主义是护理伦理学发展的理论基石。

古代和近代的医学人道主义对于促进医疗护理事业的发展，改善人类健康状况都发挥过重要作用，但由于受到其产生的历史背景及客观条件的限制，往往只重视患者的个人利益，而忽视甚至否定社会利益等。进入20世纪以来形成的当代医学人道主义，其社会价值有了新的提高，表现在：强调把医学看成是全人类的事业；尊重人，尊重人的生命；医学人道主义的内容更加全面具体；具有体现社会公益和价值的思想。

（三）美德论

美德论又称德性论或品德论，是关于医护人员道德品质的学说。

历来的医学道德都强调美德。在长期的护理实践中，护理人员继承和培养了许多高尚的护理道德品质，主要有以下内容：仁慈、诚挚、严谨、公正、进取、协作、奉献、廉洁等等。当然，美德的培养和形成也是一个长期的、循序渐进的过程。

（四）义务论

义务论又称道义论，是关于义务和责任的理论。在护理伦理学中，护理的道德义务就是明确护理人员应该做什么和不应该做什么，以及如何做才是道德的。义务论强调对患者生命与健康的责任，把对患者负责视为绝对的义务和责任。

义务论在护理道德建设上有其积极意义，它培养了一代又一代具有优良护理道德的护士，促进了护士为维护人类的健康和护理科学的发展做出贡献。但随着社会的发展，它也暴露出一些局限性：义务论不重视护理行为本身的价值及其导致的结果，没有肯定对他人、对社会的道德责任，没有提出患者的责任，难以回答现代医学条件下产生的许多复杂的伦理问题。

（五）利益论

1. 功利论

功利论又称功利主义，是一种以人们行为的功利效果来衡量道德价值的伦理学说。功利论认为，只要一种行为的后果是好的，那么这种行为就是道德的。

在医学领域中，功利论强调行为的功利效益，促使医护人员在医疗活动中更加关注行为的后果，坚持满足患者、医护人员、医疗卫生单位和社会功利的统一，最大限度地调动了医护人员的积极性，充分发挥了医学的整体效益。但是，功利主义的最大缺陷就是容易诱发以功利的观点看待生命，忽视对生命的尊重，也容易导致重经济效益而轻社会效益，甚至有时为了最大化一个人或一个群体的幸福，可能会伤害另外一个人或一群人的幸福。

2. 公益论

护理伦理学的公益论是指护理人员从社会、人类和后代的利益出发，公正合理地解决护理活动中出现的各种利益矛盾，使护理活动不仅有利于患者，还应当有利于社会、人类和后代，有利于生态环境，有利于医学事业的发展。

公益论使护理人员的责任视野扩大到社会与未来，加强了护理人员的社会责任，使护理人员的义务内容更加丰富；同时，有利于解决现代医学发展中的伦理难题，推动医学科学的发展；有利于制定卫生政策和实现"人人享有卫生保健"的战略目标，为子孙后代服务。

二、 护理伦理学与相关学科的关系

（一）护理伦理学与护理学的关系

护理伦理学与护理学是密不可分的，两者都以维护、促进人类的健康为目的，但有各自特定的研究对象和内容，彼此相互影响、相互渗透、相互补充，却不能相互取代。

护理学是健康科学的一个属支，它是以人的健康为研究对象，研究有关预防保健与疾病治疗中的护理理论与技术的科学。要求从业人员具有高尚的道德情操、精湛的技术、献身护理事业的美好心灵。

护理伦理学是在护理学基础上依据一定社会道德和职业道德的要求建立起来的，揭示人们在探索人类生命及与疾病作斗争过程中，人们相互关系的道德准则与规范的一门边缘科学。

护理事业的发展，有赖于护理伦理学的支持和保证；护理学的发展也为护理道德奠定了更好的实践和科学技术基础，同时对护理道德提出了更高的要求，即不断充实了护理伦理学的理论。彼此相辅相成、相得益彰。

（二）护理伦理学与护理心理学的关系

护理心理学是护理学与心理学有机结合的一门应用科学，主要研究人的心理因素在人类健康与疾病转化过程中的作用和规律，进而有效地施行心理护理，使患者尽快康复，促进人类的健康。护理伦理学是对护患关系、护际关系等伦理道德的研究。两者研究的侧重点不同，但两者的关系是密不可分的。护理心理学对患者心理的了解和研究，必须以良好的护际关系为前提，而良好的护际关系的建立，又有赖于从事护理心理研究的护理人员高尚的护理道德。实践证明，护理心理学的研究给予了护理伦理学足够的补充和支持，而护理伦理学的研究亦推动了护理心理学的发展。

（三）护理伦理学与护理美学的关系

护理美学是护理实践中体现出的一种特有的"审美观"，它的研究对象是护理职业中的美与丑，要求从美学的角度去体验和满足患者的审美需求。护理伦理学则以善恶的道德观为评价标准，并依靠社会舆论、内心信念、传统习惯来维系，以提高护理质量。两者相互联系，任何具有伦理学意义的现象，都同时具有美学意义，人们一方面可以对其进行善恶评价，同时又可以对其进行美丑评价。

（四）护理伦理学与医学社会学的关系

护理伦理学与医学社会学都通过对医学人际关系的研究，建立医学领域的正常秩序及其与社会之间的和谐。然而，两者又是分别从不同的角度去研究医学人际关系。

医学社会学运用社会学的一般原理，着重探讨医学人际间的社会关系，把医务人员和患者分别作为不同的社会角色，研究其与医疗卫生保健以及与其他社会现象之间的关系，从总体上阐述和把握医药卫生人员与社会的关系。

护理伦理学则以伦理学的一般原理，着重研究护理实践中的人际关系和行为规范，揭示护理道德的意识现象与活动现象的特点和规律，协调各种护理道德关系。

随着现代医学的发展，在伦理学的研究中出现了许多具有深刻社会性的问题；而在医学社会学研究中的社会问题，又具有深刻的伦理学问题。这些都需要医学社会学和护理伦理学及其他学科的协同研究。

第三节　护理伦理学的发展

一、护理伦理学的历史发展概况

（一）古代护理道德概况

1. 古代中国的护理道德概况

（1）中国古代的医护道德思想　我国古代医护道德思想的源头应从远古算起，传说中就有伏羲画八卦、制九针，神农尝百草，黄帝教民治百病，反映了原始时期的人们已经开始千方百计为患者着想，为大家寻医求药的自我牺牲精神和崇高的医德。不过那时尚未形成医护道德规范体系。

春秋战国时期，医护道德思想体系已初步形成，成书于战国时期的《黄帝内经》，标志着中国医护道德体系的确立。《黄帝内经》指出："天覆地载，万物悉备，莫贵于人"，已经把尊重人的生命价值作为医学的基本原则，这是医护人道主义的萌芽。而且，当时的人们非常重视医护道德评价，《周礼》用十全的标准来衡量医护人员的业绩，包含着医护道德和医术两个方面的内容，十全之说成为后世医护道德评价的一个泛称。

东汉杰出的医学家张仲景，以他的巨著《伤寒杂病论》开创了祖国医学辨证论治体系。并结合本人感受，阐述了济世救人的从医目的，谴责了"惟名利是务"的不良风气，批判了"不留神医药"的错误倾向，这些医护道德思想对后世影响很大。

隋唐时期，医护道德理论也进一步发展，做出重大贡献的是唐代名医孙思邈。他的医护道德思想集中反映在《备急千金要方》中的"大医精诚"和"大医习业"两篇里，主要思想是：强调医护人员既要技术精，又要品德好，并提出对待患者和同道应遵循的准则。《大医精诚》是我国医学史上最早全面系统论述医护道德的专著。

宋代医学家重视医护道德的教育和修养，认为"无恒德者，不可以作医"。

明清时代是祖国医护道德发展的鼎盛时期。明代名医陈实功所著的《外科正宗》提出了医护道德守则"五戒十要"，这一重要文献被美国1978年出版的《生命伦理学百科全书》列为世界古典医护道德文献之一。清代名医喻昌在《医门法律》一书中极大地丰富和完善了古代医护道德的医护评价理论，在医护道德修养上首个提倡医护人员要自我反省。

（2）中国古代医护道德评价　我国古代高尚的医护道德精髓是历代医护人员在长期的医学实践中培育和发展起来的精神财富，我们应辩证地看待这个问题。

古代医护道德是建立在反对封建法制、封建等级的伦理观念上的，它蕴含着丰富的内容。其中的济世救人，仁爱为怀；普同一等，尽职尽责；精勤不倦，博及医源；廉洁正直，不为名利的思想都反映了广大劳动人民的意愿，其医护道德体系具有广泛的人民性。

但我国古代护理道德也存在着局限性，由于受当时社会道德和宗教迷信的严重束缚，阻碍了祖国医学基础理论的发展，影响了临床医学尤其是外科学的发展；也不利于医家进行医护道德教育和医护道德修养。另外，我国古代医生集医、护、药多种角色于一身，没有专门的护理人员，没有护理伦理的专论，医护道德缺乏理论性、系统性和规范化。

知识链接

❀ 杏林春暖 ❀

三国时期民间医生董奉，家居庐山，每天给人治病，从不索取诊金，他唯一所希望的报酬，就是痊愈后的患者给他栽种杏树。等杏子成熟时，董奉又用杏子换粮食，去救济贫困百姓和那些出远门在外、经济条件困难的人。这就是千古流芳的"杏林佳话"。后人感谢医生治病时，常以"杏林春暖"、"誉满杏林"等赞美医生，"杏林"也在中国民间成了医界的代表。

2. 古代外国的护理道德概况

（1）古印度的护理道德概况　古印度医学较为发达，护士是一项专门职业，并有较详尽的护理道德要求。早在公元前5世纪的名医妙闻的《妙闻集》里面，以及公元前225年印度国王阿索卡建的18所医院和公元1世纪内科名医阇罗迦在《阇罗迦集》中，都对护士的素质提出了要求。他们认为护士必须心灵手巧，必须有纯洁的心身，必须掌握药物配制和调剂的知识，以及对患者的忠心。

（2）古阿拉伯的护理道德概况　从公元8世纪至公元14世纪，阿拉伯医学处于强盛时期，医院、医学院、图书馆等设备比较齐全，而且还建立了世界第一所药学院，并颁布了第一部药典。为了减轻患者的痛苦，手术一般是在麻醉状态下进行的，而且还注重护理。无论男女都可被医生雇佣当护士，并在医生的指导下工作。

公元9世纪的拉雷斯和公元12世纪的迈蒙尼提斯是古代阿拉伯医护道德的典范，《迈蒙尼提斯祷文》在阿拉伯世界影响力极大，堪与《希波克拉底誓言》相媲美。

（3）古希腊的护理道德概况　希波克拉底（约公元前460年～公元前377年）是西方医学的奠基人，被称为"医学之父"。他对护理非常重视，他提出的许多医护措施对日后产生了极大的影响。对后世影响最大的是希波克拉底誓言："…无论至于何处，遇男或女，贵人及奴婢，我之唯一目的、为病家谋幸福，并检点吾身，不作各种害人及恶劣行为……"

（4）欧洲中世纪的护理道德概况　从公元4世纪起，欧洲进入了长达千年的"黑暗的中世纪"。由于战争频繁，教会兴建了许多医院，许多自愿者经常到医院做些护理工作，并把这当作一项慈善事业。

但是，由于中世纪不崇尚科学，不注重护理知识和技术，没有适宜的护理设备，而且医院的条件很差，交叉感染情况严重，患者备受折磨，有些医院的护理工作甚至受到神父或祭司的干涉控制。护理人员也由妓女、酒鬼及罪犯担任，客观上对护理道德的发展产生了一些不利影响。从1600年到1850年护理学和护理伦理学的发展几乎停滞不前。

总的说来，除印度外，古代外国很少把护理作为独立的行业，关于护理道德的专门论述也不多。

（二）近代和现代护理道德的发展情况

1. 中国近代和现代护理道德的发展

我国近代护理工作是随着西医的传入而开始的。19世纪末至20世纪初，中国各大城市设立了许多教会医院，同时设立了一些附属护士学校。"中华护士会"也于1909年成立。1918年第四届全国护理大会将《护士伦理学》规定为护士的必修课。1922年，国际护士大会在日内瓦召开，正式接纳中华护士会为第十一个会员国。

从1909年到1949年的40年中，护理工作一直处于简单的看护地位，全国护士的总人数在新中国成立前夕也只有3.3万人，除秋瑾翻译有《看护学教程》外，护理教育、伦理教育几乎未得以发展。

中国共产党一贯重视护理工作，1931年，毛泽东授意傅连暲在福建汀州开办了第一所看护学校。1941年5月12日，中华护士学会延安分会成立，毛泽东主席亲笔为大会题词："护士工作有很大的政治重要性"。1942年5月，毛泽东主席再次为护士题词："尊重护士，爱护护士"，充分肯定了护士工作的重要性和重要地位。

1950年新中国召开了首届全国卫生工作会议并对护理事业的发展做了统一规划，随之而来，护士的队伍日益壮大，护士的层次、素质在不断提升。卫生部1956年拟订了《关于改进护士工作的指示》，各医院加强了对护士的管理、培训和考核，举办了正规高等护理教育，护理伦理得到重视。

"文化大革命"的十年浩劫，一度使社会主义护理事业和护理伦理的发展陷入停滞状态。改革开放后，社会主义护理伦理得到了飞速发展。1981 年，全国首次医学伦理学术讨论会在上海举行，拉开了医学伦理学理论研究新的一幕。1994 年 1 月 1 日起，我国施行《中华人民共和国护士管理办法》对护理道德提出了许多具体的要求。这些都规范着护理人员的言行，引导护理人员全身心投入工作，更好地为人民健康服务。2008 年 1 月 23 日国务院颁布了《护士条例》，旨在维护护士的合法权益，规范护理行为，促进护理事业发展，保障医疗安全和人体健康。

护理伦理的高度发展，培养出了新时期一大批无私奉献的"白衣天使"，为我国的健康事业做出了巨大贡献。

2. 国外近代和现代护理道德的发展

国外近代护理道德是从文艺复兴后开始的。人道主义唤起了良知，护理人员把与患者平等、博爱连在一起，对护理道德提出了更高的要求，由过去的个人修养，发展为医疗组织整体遵循的道德原则和规范。18 世纪德国医生胡佛兰德在医治护理患者过程中提出了救死扶伤、治疗救人的《医德十二箴》，为后世医家所赞同。

真正将护理学发展成为一门相对独立学科的人，是英国的弗洛伦斯·南丁格尔女士。1860 年，南丁格尔在《护理札记》中，从护理的对象、护士的地位和作用方面强调了护理道德的重要性，为护理伦理学的形成打下了坚实基础。她还在伦敦圣托马斯医院开办了世界上第一所护士学校，对学生们进行系统的现代护理教育，培训护理专业人才，制定护校管理、学员选拔和培养方法等各方面的规划，创建了现代护理和护理教育，使护理工作走向正规化。

根据南丁格尔的护理道德思想，美国一名叫格瑞特的护士在 1893 年组织了一个自任为主席的委员会，仿效希波克拉底誓言编写了南丁格尔誓言，在护理界具有与医学界希波克拉底誓言相同的地位，是护士应遵守的道德准则。

知识链接

❧ 提灯女神 ❧

在1853年至1856年的克里米亚战争中，南丁格尔带领38名志愿者参加战地救护工作。经过精心的护理，短短半年内伤病员的死亡率由原来的50%下降到2.2%，创造了战争史上的奇迹。她白天协助医生进行手术，护理伤员，替士兵寄信，给他们以慰藉；夜晚则提着一盏小小的油灯，沿着崎岖的小路，在4英里之遥的营区里每间病房探视伤病员。士兵们亲切地称她为"提灯女神"。

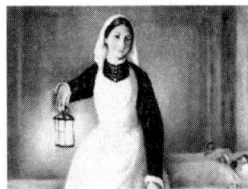

提灯女神

二战后，医学科学技术发展很快，护理也随之成为一门综合性应用学科。不少国家通过守则、法规等文件形式制定了一系列医护道德规范，同时，一系列国际性的医护道德规范也相继产生。当代医学道德和护理伦理规范已逐步走向系统化、规范化和法律化。

二、 新世纪护理伦理学的机遇与挑战

（一）医学、护理模式的转变拓宽了护理伦理学的研究领域

当前，随着整体护理的护理理念和模式的提出，将护理人员关注的重点从患者的疾病或生理缺陷转向完整的患者身上，充分尊重患者，这使护理工作充满了对人的关怀，更具有人性化特征，也更符合护理伦理学所倡导的人道主义伦理观。而且随着现代护理范围逐渐扩大，渗透到临终关怀、康复保健、家庭护理及社区护理等领域，突出了护理工作的社会责任，强调了护士为患者尽义务和为社会尽义务的有机结合。因此，护理伦理学研究将扩大到护理人员与人类、与社会、与环境的关系。

（二）护理教育层次提高给护理伦理学教学提出了新要求

随着国内外医学教育的发展，护理教育由过去的护士培训发展到正规教育，其水平由过去的初级教育发展到了中、高级教育，护理教育的层次也在进一步提高。这些都决定了护理伦理教育应更上一层楼，应在特殊患者等道德规范的特殊性上深入探讨，还应在教学方式、教材的改革和如何融伦理学知识于护理实践中的方法等方面进行深入探讨。

（三）生命伦理学的兴起将有助于护理伦理难题的解决

由于科学技术的突飞猛进，医学高新技术也被广泛应用，大量的医护道德难题不断出现。自20世纪70年代以来，诞生了着重研究安乐死、器官移植、生殖技术、基因工程、克隆技术等医护伦理难题的生命伦理学，形成了国际社会普遍认同的不伤害、有利、尊重和公正原则。随着生命伦理学的不断发展，目前存在的护理伦理难题将一步步得到解答。

（四）医护高新技术的介入给护理道德带来冲击

随着医学高新技术走进医院、社区和家庭护理，护患关系出现"物化"趋势。例如，电子计算机进入护理领域，出现"监测护理"、"机器人护士"等新生事物，这无疑会减少护理人员和患者之间的直接思想交流和接触，如果过于依赖技术而忽视患者的感受，忽视道德在护理工作中的作用，便会出现重技术轻道德的现象，从而影响护理道德水平的提高。这对护士的道德素质提出了挑战，对他们提出了更高的道德要求。

（五）医院伦理委员会的兴起将提高护士的伦理决策能力

为方便正确解决医学高新技术应用中所带来的伦理问题，减少医患、护患之间矛盾和纠纷，更好地实现为人类健康服务的目的，近几十年来许多国家的医院成立了医院伦理委员会，它是医院的一个职能部门，成员包括医生、护士、律师、伦理学家、心理学家、牧师、社会工作者等。医院伦理委员会将对护士的伦理行为决策提供极大的帮助。

一、选择题

A_1 型

1. 医学领域中,护理伦理学的研究对象主要是（　　）。
   A. 道德修养　　　　　　　　B. 道德教育
   C. 道德现象　　　　　　　　D. 道德规范
   E. 道德伦理

2. 护理道德关系中最基本、最首要的关系是（　　）。
   A. 护理人员与患者之间的关系　　B. 护理人员与其他医务人员之间的关系
   C. 护理人员与社会的关系　　　　D. 护理人员与医学科研的关系
   E. 护理人员与患者家属之间的关系

3. 对生命神圣、生命质量、生命价值观,护理人员在护理实践中应当坚持的观点是（　　）。
   A. 生命是第一的
   B. 生命神圣、生命质量、生命价值观是统一的
   C. 生命价值是抽象可忽略的　　　D. 生命质量是最重要的
   E. 生命神圣、生命质量、生命价值观分别对待

4. "杏林春暖"是讲述民间医生（　　）的故事。
   A. 孙思邈　　　　　　　　　B. 张仲景
   C. 喻昌　　　　　　　　　　D. 董奉
   E. 陈实功

5. 我国被美国1978年出版的《生命伦理学百科全书》列为世界古典医护道德文献之一是（　　）。
   A.《大医精诚》　　　　　　　B.《外科正宗》
   C.《伤寒杂病论》　　　　　　D.《论语》
   E.《看护学教程》

6. 1909年成立的中国最早的护士学会组织正式的名称是（　　）。
   A. 香港护理学会　　　　　　B. 中华护士会
   C. 中国护士会　　　　　　　D. 中国看护组织联合会
   E. 护士教育专门委员会

7. 近代护理伦理学的先驱是（　　）。
   A. 南丁格尔　　　　　　　　B. 康德
   C. 摩尔　　　　　　　　　　D. 柏拉图
   E. 秋瑾

8. 南丁格尔誓词诞生的年份是（　　）。

A. 1891 年   B. 1892 年

C. 1893 年   D. 1894 年

E. 1895 年

9. "尊重护士，爱护护士" 这句话出自（　　）。

　　A. 林巧雅   B. 南丁格尔

　　C. 白求恩   D. 毛泽东

　　E. 邓小平

10. "无论至于何处，遇男或女，贵人及奴婢，我之唯一目的、为病家谋幸福，并检点吾身，不作各种害人及恶劣行为"。此话出自（　　）。

　　A. 希波克拉底   B. 亚里士多德

　　C. 孙思邈   D. 张仲景

　　E. 南丁格尔

A₂ 型

11. 某护士遵照医嘱给某患者服药，待患者服药后该护士才想起给患者服错了药，就漫不经心地站在走廊一头对另一头的护士大喊："老张头儿吃错药了！"此话被患者听到后，急忙自己寻来肥皂水喝下打算把"错药"呕吐出来，结果引发了严重呕吐加上心力衰竭当场死亡。事后经查，吃错的药是维生素 B_6。对此案，下列说法正确的是（　　）。

　　A. 维生素 B_6 是有益身体健康的，吃错了无妨

　　B. 患者喝肥皂水致死，这是他自己的责任，不关医护人员的事

　　C. 医护人员的语言和行为都要从有利于患者和不伤害患者的角度出发

　　D. 患者缺乏相应的医学知识而造成了这样的恶果

　　E. 护士不应该把真相说出来

12. 某患者，56 岁。胃癌 4 年，晚期，已失去手术治疗价值，生命垂危。家属再三恳求医生，希望能满足患者心理上的渴求，收他入院。究竟该不该收治这个患者，按医院的职能和任务要求，下列观点不正确的是（　　）。

　　A. 医院担负治病救人的任务，应该收治这个患者

　　B. 医院治病救人对所有患者都应一视同仁

　　C. 在医院内，患者有安全感，心理状态好

　　D. 患者家属同意支付医药费，对医院经济效益无影响

　　E. 治愈率、床位周转率是考核医院效益的指标，因此不能收治晚期癌症患者

二、思考题

1. 如何正确看待我国古代的医护道德？

2. 简述护理伦理学研究的对象。

3. 简述护理道德关系的内容。

4. 简述我国新世纪护理伦理学面临的机遇与挑战。

第二单元　护理道德的原则、规范和范畴

要点导航

1. 掌握护理道德的基本原则、具体原则和基本范畴的定义和内容。
2. 熟悉护理道德基本规范的定义和内容。
3. 了解权利、义务、情感、良心、审慎、荣誉与幸福的作用。

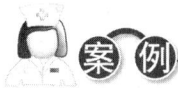 **案例**

一位年轻的未婚女子因子宫出血过多住院。患者诉子宫出血与她的月经有关，去年就发生过几次。医生按照其主诉施行相应的治疗。一位正在妇科实习的护士和患者在一次聊天中谈及病情时，患者说自己是因为服用了流产药物而造成的出血不止，因为不想让家人和朋友知道此事，所以才编造谎言，患者央求这位实习护士为她保密。

请问此时实习护士应该如何做？

护理道德的基本原则、规范和范畴在护理伦理学中占有重要地位，是护理伦理学的核心内容。学习和掌握这些内容，对培养护理人员的职业道德品质、指导护理人员言行和协调医护领域内各种人际关系有着重要意义，为护理实践中伦理道德问题的解决提供理论指导。

第一节　护理道德的原则

一、护理道德基本原则

（一）护理道德基本原则的含义

护理道德的基本原则是医学领域内协调护理人员与患者、医护人员之间，以及护理人员与社会之间关系的最基本出发点和指导准则。是衡量护理人员道德品质和道德行为的最高道德标准。它为护理人员确立护理道德观念、指导护理道德行为、进行护理道德评价和加强护理道德修养指明了方向。

（二）护理道德基本原则的内容

1. 防病治病、救死扶伤

"防病治病，救死扶伤"，是社会主义护理工作的核心任务和基本内容，是医务人员最基本的职业责任，是为人民健康服务的具体途径。它既是社会主义道德对护理人员的具体要求，又反映了护理工作的职责和职业道德特点，是护理人员为人民健康服务的具体内容和科学手段。因而，是护理人员应尽的职责和义务。护理人员只有通过救死扶伤、防病治病的途径，才能实现为人民健康服务的宗旨。

2. 实行社会主义的人道主义

实行社会主义的人道主义，体现了护理道德的继承性和时代性的统一。它继承了传统医学人道主义的精华，又使之得到了进一步的丰富和发展，并充实了新的内涵。社会主义人道主义是社会公德的范畴，是社会主义道德的重要内容。它体现了社会主义人道主义从关心、同情、尊重人的生命，升华到以关心人民身心健康，同情爱护患者，尊重人的尊严和价值，主动为人类健康服务，为人民谋幸福。它体现了在社会主义制度下，对人的生命价值的尊重以及对提高生命质量的重视。

（1）尊重人的价值与人格　人的生命只有一次，凡人死不可复生。生命死亡的这种不可逆转的特点，使人的生命价值表现得十分突出。护理人员在职业活动中，首先应尊重患者本身的生命价值，不分民族、国籍、地位、职业、性别、美丑、亲疏，都应一视同仁，同样相待，认真护理，促进患者康复。其次，应尊重患者的人格，尊重患者应享有的平等医疗权利，即使是对婴儿、昏迷者、意识有障碍的患者也应尊重，像对待其他患者那样给予尊重与护理。

（2）尊重患者正当的要求　患者在有病和求生中，把唯一的希望寄托给了医务人员，特别是护理人员。因此，护理人员是实现患者要求的直接服务者。人道主义要求护理人员要尽量满足患者合理要求，提供最佳护理。人道主义还要求护理人员同情、关心、体贴患者的疾苦，急患者所急，想患者所想，在任何一个护理操作中，都应把患者的痛苦减低到最小程度，做到细致、耐心、小心谨慎。

（3）谴责和反对不人道行为　社会主义的人道主义谴责和反对各种形式的对患者的不人道行为，要求把战俘、囚犯、精神病患者、白痴、弱智儿等与一般人同样对待，给予人道主义待遇。护理工作者要对精神病患者、白痴和弱智儿、残疾人等赋予极大的同情心，并在治疗过程和生活护理中，给予特殊的关心和照料，充分体现社会主义的人道主义精神。

3. 全心全意为人民身心健康服务

全心全意为人民身心健康服务，这是由我国社会主义制度和卫生事业的社会主义性质所决定的，也是社会主义护理道德的实质和核心，贯穿在社会主义护理道德的全部行为规范之中。全心全意为人民身心健康服务，一是要求医务人员必须热爱人民群众，为广大人民群众服务，而不是为少数人服务，真正做到一视同仁，人人平等。二是在护理工作中，必须围绕人民健康这个宗旨，以恢复、维护服务对象的健康为目标，不仅要治疗和护理人躯体上的疾病，还应善于治疗护理人心理上的创伤和疾患，重视培养患者出院以后在社会上独立生存的能力。三是服务的态度要全心全意，不怕困难，任劳任怨，认真负责。要做到全心全意，护理人员就要提高医疗护理技术，完善知识结构，不仅成为护理疾病的专业人员，还应该成为当代道德最高尚的人。

二、护理道德具体原则

护理道德的基本原则是比较概括而具有指导性的根本原则，具体运用时还要借助于一些具体原则，从而体现基本原则的要求。具体原则主要有自主原则、不伤害原则、行善原则、公正原则。

（一）自主原则

指有自主能力的人，在其观点和决定不伤害他人的思想和行动的前提下，能不受到干预且能进行自主行动与选择，以控制自己的生命。人在患病后，有权选择愿意接受或拒绝医疗和护理。这种权利是患者自主性的体现，也是护患关系的重要伦理原则。尊重患者的权利，不仅有利于医疗护理活动的合理、正常进行，而且具有心理、伦理和法律意义。然而，尊重患者选择的权利，绝不意味着医护人员放弃自己的责任，因此在强调患者的自主性原则的同时，医护人员在医护活动中仍具有决定性。医护人员应运用医学、护理知识和技术，向患者提供选择的信息，帮助患者进行医疗与护理方案的最佳选择。因此，医护人员在给患者实施各种检查、治疗、手术、护理之前，应先将预期的目的、益处、可能的后果及替代方案告知患者，并征得其同意。在自主原则中，最能代表尊重患者自主的方式是"知情同意"。尊重患者自己决定的权利，只适用于能做出理性决定的人，当患者无自主能力时，就不应该让其行使自主权。

（二）不伤害原则

是指在医疗护理活动中，不能给患者带来本来完全可以避免的肉体和精神上的痛苦、损伤、疾病，甚至死亡。不伤害原则不是一个绝对的原则，是权衡利害的原则，是双重影响的原则。双重影响是指一个行动的结果产生一有害的影响，此一有害影响是间接地且事先可以预知的，但不是恶意或故意造成，是为了正当的行动所产生的附带影响。一般地说，凡是护理活动中必需的，符合病情适应证范围所实施的护理手段，是符合不伤害原则的，但在临床护理实践中，有时无法避免地会给患者的身体或心理造成伤害，护理人员应权衡对患者的利害关系后再做决策。因此，在医护工作中，要谨慎施护，对有危险或伤害的医护措施，应

> **直通护考**
>
> 最能具体体现患者自主权的是（　　）。
>
> A. 隐私保护权
>
> B. 监督医疗护理的权利
>
> C. 生命健康权
>
> D. 知情同意权和知情选择权
>
> E. 采用何种治疗方案的权利
>
> 正确答案：D

做出利益、伤害评价，防止各种可能的伤害，或将伤害降低到最低程度。

（三）行善原则

是主张为患者的利益施加好处，包括不应施加伤害、预防伤害、去除伤害或受到伤害的危险，以及应做或促进善事。行善原则要求护理人员积极做对患者有益的事，防止或减少危害，这是医护人员照顾患者的基本伦理原则，也是对患者的主要义务，行善的最终目的是使患者受益。

（四）公正原则

是指在医疗护理活动中，基于正义与公道，以公正合理的处事态度来对待患者及有关的第三者。医疗上的公正包括平等对待患者和合理分配卫生资源。每个人都具有平等享用合理的医疗卫生资源分配的权利，在医疗护理活动中，大多采取"平等"、"先来服务"、"急症和重症优先"的公平原则为患者服务。

考点提示

护理道德的基本原则和具体原则的内容

第二节　护理道德基本规范

一、护理道德基本规范的含义

护理道德规范是在护理道德原则指导下协调护士的人际关系及护士与社会关系的行为准则或具体要求，也是培养护士护理道德品质的具体标准。

二、护理道德基本规范的内容

（一）爱岗敬业，忠于职守

热爱护理专业，忠诚护理专业，树立职业的自豪感，这是护理人员应有的首要道德品质，是做好护理工作的动力和信念。护理工作是一个为千万人的健康和幸福作无私奉献的高尚职业，应该赢得社会的尊重和信任。因此，护理人员应树立职业荣誉感和高尚的道德观念，做到想患者所想，急患者所急，帮患者所需，以良好的行为规范和素养体现护理事业的平凡和崇高。

（二）尊重患者，一视同仁

尊重是人的一种基本需要。尊重患者就是要尊重患者的人格和尊严，这是护理人员最根本的道德品质，也是建立良好护患关系的基础和前提。护理人员要尊重患者生命价值和患者的人格，对待患者不受民族、性别、职业、信仰、党派、国籍及其他因素的干扰，把患者摆在平等的地位上，重视每一位病患的权利，满足患者的正当和合理要求。工作中要善于体谅患者的心情，耐心倾听、体贴入微、精心护理，让患者感到温暖、亲切、安全和可信，促进疾病的早日康复。

（三）刻苦钻研，精益求精

刻苦钻研，积极进取，在技术上精益求精，是护理人员对待本职工作的基本态度，是护理工作的需要，也是对患者承担的一种道德责任。护理人员要向患者提供最佳护理服务，就必须不断钻研业务，提高理论和技术水平，同时要及时了解专业发展的动态，积极开展护理科研，不断吸取新理论、新知识、新技术，并创造性地用于实践，以扎实的护理知识和精湛的护理技术为患者服务，使高尚的护理道德从护理效果和护理质量的提高得到体现。

（四）仪表端庄，语言规范

在护理工作中，护士的言行直接影响着护患、护际、医护之间，以及护理人员与社会各人员之间的关系，也影响着护理质量、护士自身的形象和医院的形象。护理人员言谈文雅有度、举止稳重端庄、仪表整洁大方，不仅是精神文明的需要，也是职业工作的需要。

护理人员的仪表、装饰不仅反映个人素质，也代表着护士整体和医院的形象。护理人员的服务是直接接触患者，一举一动都会给患者带来相应的影响，所以护理人员不仅应表现文静、典雅的外在美，还要表现内心美。在护理工作中要注意自己的仪表和举止，精神饱满、衣着整洁、举止端庄、态度和蔼，就会给患者以振奋和信赖。反之，会给患者心理带来压抑并产生不信任感。因此，护士仪表应给患者以沉着、稳重与可信赖感。

语言是人们交流思想、情感的重要手段，护理人员对患者的同情、关心、体贴，在很大程度上是通过语言来传达。语言不仅是自身良好素质、修养和境界的体现，也是赢得患者信任与合作、帮助患者康复的需要。因此护理人员应重视和讲究语言修养，在接诊和护理的过程中，应努力做到语言文明、亲切和规范，避免简单、生硬、刺激性的言语和消极暗示性的言语。护理人员应同情和理解患者，善于使用安慰性语言和鼓励性语言，给患者安慰，消除思想顾虑，促进治疗和康复，切忌由于语言不慎导致患者发生医源性损害

（五）互相尊重，团结协作

随着医学科学的发展，护理工作的分工越来越细，只凭一个护理人员是难以全面、准确、合理有效地进行护理，现代医学科学技术的运用需要医护人员的共同努力和密切协作去完成，而且护理工作的广泛性特点决定了护理人员与医院各类人员、各个部门有着千丝万缕的联系，因此，护理人员之间及护理人员与其他医务人员之间应当互相尊重、互相爱护，维护同行的威信，相互尊重其人格和自尊心。在此基础上，互相学习、取长补短、积极支持、密切配合、协调一致、共同提高，保证患者得到优质医护服务，并保证医疗护理工作和谐、顺利进行。

（六）遵章守纪，严格操作

护理工作的规章制度体现了对患者极端负责的基本准则，直接关系到患者的健康甚至生命安危。因此，护理人员必须严格遵守、一丝不苟、审慎无误，切不可粗心大意、敷衍搪塞、弄虚作假，给患者造成不应有的损害。护理人员必须具有高度的责任心和维护患者利益的高尚品德，自觉遵守各项规章制度和技术操作规程，防止各类差错事故的发生，以严谨的工作态度履行护士职责，促进患者的健康和疾病的恢复。

> **考点提示**
>
> 护理道德基本规范的内容

第三节　护理道德基本范畴

一、护理道德基本范畴的含义

伦理学中"范畴"是指人的思维对客观世界的特性和关系的最一般的概括，是反映客观事物普遍联系和发展规律的最基本的概念。护理道德范畴是人们对护理道德的

最普遍的道德关系的概括和反映，它反映了护理人员与患者之间、护理人员之间、护理人员与其他医务人员之间以及与其他社会成员之间最本质、最重要、最普遍的道德关系。护理道德基本范畴包括权利、义务、情感、良心、审慎、保密、荣誉、幸福等，它们反映着护理道德基本原则和规范的要求，受护理道德原则和规范的制约，同时也对其起必要的补充作用。

二、护理道德基本范畴的内容

（一）权利与义务

权利和义务是伦理学中两个基本的道德范畴。护患双方作为社会角色，都是权利与义务的统一体，他们都具有一定的权利，也相应承担一定的社会义务和责任。护理人员在护理实践中，必须享有一定的权利，才能保证护理职责的实现；同时也只有尽护理人员的义务，患者在患病期间享有平等的治疗护理等权利才能得到保障。患者在享有一定权利的同时，也必须承担一定的义务，才能保证护理工作的正常进行。双方的权利与义务确定了护患双方在相互关系中彼此间的地位和责任。

1. 权利

权利是公民依法享有的权力和利益。护理道德范畴中的权利，是指护患双方的权利。患者的权利是指患者在患病期间应有的权力和必须保障的利益。护理人员的权利是在医疗卫生服务过程中，护理人员得以行使的权力和应享受的利益。

（1）患者的主要权利

①平等医护权：公民人人享有平等的生命健康权，任何人都不得漠视和剥夺。患者享有平等的医疗保健服务、医疗卫生资源和护理的权利。任何人无权拒绝或阻止患者享有医疗和护理的权利。患者在社会地位、人格尊严等方面都是平等的。医护人员在对待不同患者时，要做到一视同仁；在满足患者基本医疗保健需求时，应体现和保证公平和公正。使患者平等享有医疗卫生资源分配，得到的医疗、护理服务质量和服务态度是同样的，任何医护人员不得以任何借口拒绝或推诿患者就医或怠慢患者。

②知情同意权：是指在医疗护理过程中，患者在被告知、了解后同意治疗的权利。患者有权获得关于自己疾病情况、诊治护理的方案、实施诊治护理的成功率、风险、某些可能发生的或不可预测的后果等信息，以及在此基础上有自主决定接受或者拒绝该项诊治护理方案的权利。因此，医护人员的决策要征得患者的同意，尤其实验性的治疗、护理必须告之患者利害关系及其中的危险性，要患者知情同意，医护人员不得为获取资料向患者隐瞒实情，骗取患者的同意。知情同意是患者自主权的具体形式。

③保护隐私权：在医疗护理过程中，由于诊疗护理的需要，医护人员了解和掌握了患者的个人秘密和隐私，患者有要求医务人员保守秘密的权利。医护人员也有为患者保守秘密的义务，未经患者同意，不得将患者的病情资料、记录、隐私和秘密任意向外泄露或作为说笑资料，也不能随意将患者的姓名、身体状况和个人信息公开。

④要求赔偿权：由于医务人员违反规章制度、诊疗常规等构成失职行为，或者发生技术过失，直接造成患者死亡、残疾和组织器官损伤导致功能障碍等严重不良后果，确定为医疗事故的，患者及其家属有权提出经济补偿，向卫生行政部门和法律部门提出诉讼，并追究有关人员和部门的责任。

⑤免除相应社会责任权：疾病可影响患者机体的正常生理功能，从而使患者承担社会责任的能力有所减弱。因此，患者在获得医疗机构合法的医疗诊断书或医疗鉴定书之后，有权依据病情不承担相应的社会责任，并有权享有法律规定的各种福利待遇。例如，患者在诊治和休养期间，可凭医疗诊断书免除正常

> **考点提示**
>
> 患者权利的内容

工作的角色责任，并可同时享有合法的工资及其他福利待遇；精神病患者在病情发作期间可凭医疗诊断免除法律责任和道德责任等。

直通护考

一因车祸受重伤的男子被送去医院急救，因没带押金，医生拒绝为患者办理住院手续，当患者家属拿来钱时，已错过了抢救最佳时机，患者死亡。本案例违背了患者的（　　）。

　A. 享有自主权　　　　　　B. 享有知情同意权

　C. 享有保密和隐私权　　　D. 享有基本的医疗权

　E. 享有参与治疗权

正确答案：D

（2）护理人员的权利

①对患者的护理权：在注册的执业范围内，进行护理诊断、治疗、实施护理计划等，具有自主权和决定权。这是临床护士的一项基本权利，是维护和保证患者医疗护理权利实现的需要。在护理过程中，采用什么方法属于护士权利范围内，由护士自主决定。护士的这种权利不受外界干扰，是独立的、完全自主的。如，有自由询问病情、充分检查患者、做出护理诊断、采取护理措施等权利。患者或有关方面可以提出不同意见或建议，但决不能干预护理人员正常工作的权利。患者及其家属，乃至整个社会，都应尊重护士的这种权利。

②对特殊患者的隔离权：医护人员有权对某些处于传染期的传染病患者和发作期的精神病患者实行隔离，以免对他人、对社会造成危害。医护人员只能在为维护社会成员健康和安全的情况下实施这种权利。

③对特殊患者的干涉权：即是在特定情况下，限制患者自主权，以维护患者、他人或社会的根本利益。在一般情况下，医护人员的诊治护理权应服从患者的权利要求，但在特殊情况下，医护人员可使用

直通护考

关于患者的权利，下述说法中正确的是（　　）。

A. 患者都享有稀有卫生资源分配的权利

B. 患者都有要求开假休息的权利

C. 护士在任何情况下都不能剥夺患者要求保密的权利

D. 患者被免除社会责任的权利是随意的

E. 知情同意是患者自主权的具体形式

正确答案：E

干涉权来限制患者的自主权利，以实现医护人员对患者应尽的义务。医护人员的干涉权常用于以下几种情况：

a. 拒绝治疗。患者有拒绝治疗的权利，但这必须是患者清醒、理智的决定，同时必须得到有经验医生的认可。如果患者的拒绝治疗会给其带来严重的不良后果或不可挽回的损失时，医护人员可以在耐心说服、认真解释的前提下否定患者的这一要求。如自杀未遂的患者拒绝抢救，这时医护人员可在家属、单位领导同意后进行抢救处理。

b. 讲真话。患者有了解自己病情、治疗及预后的权利，医护人员应该如实告之。但如果将真情告之患者可能会影响治疗过程和效果，甚至对患者健康造成不良后果，医护人员为了患者的利益不得不隐瞒真情；这种隐瞒虽然是对患者要求讲真话的权利的干涉，但这是必要的、正确的。

c. 保密。患者有权要求医护人员为其保守个人隐私和秘密，但是当这一要求可能对社会、他人产生危害时，医护人员可使用特殊的权利进行干涉。如患者有自杀意向或患有某些传染病，虽然要求医务人员为其保密，但医务人员应婉言予以拒绝，采取积极有效的措施挽救自杀者，或将传染源立即报告有关部门。医护人员只能在维护患者健康利益和社会利益的前提下，在特定条件和有限范围内使用干涉权，不可滥用，否则是对患者权利的侵犯，是护理道德所不允许的。

④维护个人正当利益的权利：如工作、学习进修的权利，对预防保健、环境保护、精神卫生等方面的问题提出建议和参与实施的权利等。

> **考点提示**
>
> 患者权利的内容

（3）权利的作用

①明确护理人员的权利，既可以使其正确地行使职业权利而不滥用，又有利于取得患者及社会的理解、支持和监督。

②明确患者的权利，其意义在于唤起医护人员给予高度重视与尊重，并自觉的履行相应职责。

③明确护患双方的权利和地位，可以调动护患双方的积极性，尤其是调动患者配合治疗护理的主观能动性，维护双方各自的合法权益，达到预期效果。

2. 义务

义务是指个人对社会、集体、他人应履行的责任，是宪法和法律规定的公民必须履行的某种责任。义务的最大特点是法定性和强制性，即由宪法和法律予以规定和保障，公民个人无权选择是否承担某项义务或者不承担某项义务。护理道德中的义务是指护理人员对患者、集体、社会所承担的道德责任，也是患者、集体、社会对护理人员行为的基本要求；同时，也包括患者在接受医护时应尽的道德义务。

（1）患者的道德义务

①保持和恢复健康的义务：人生病后，导致承担社会责任和义务的能力减弱，给社会和家庭带来负担，对个人也是损失。研究表明，现代社会有许多疾病与人们的生活方式、生活习惯和忽视自我保健有关。因此，患者有责任选择合理的生活方式，养成良好的生活习惯，保持健康，减少疾病的发生。

②积极配合治疗和护理的义务：患者有患病就求医的义务，不要讳疾忌医，以至导致严重后果。在求医行为发生后，患者有义务准确提供医疗资料，有义务接受、配

合医疗护理。

③遵守医院各种规章制度的义务：医院是救死扶伤、治病救人的特殊公共场所，医院的各种规章制度是医院正常医疗秩序、患者救治工作安全而有序进行的保障。遵守医院各种规章制度包括遵守探视制度、卫生制度、陪护制度、按时交纳医疗费用的规定等，这是每个患者的义务。患者入院后医护人员要向患者和家属介绍说明，这既是医院对患者的要求，也是患者应尽的义务。

④支持医学和护理科研的义务：为了提高医护水平，医务人员需要对一些疑难病、罕见病进行专题研究，以探索诊治的有效方法，需要患者的协作配合；随着医学科技的发展，新药、新技术的实验和使用，都需要患者合作并提供信息；对生前未明确诊断的患者，医学需要进行尸体解剖研究时，死者的家属应给予支持；医学教育中的医学生的临床实习，需要患者的信任、理解和配合。发展医学科学是造福于人类的公益事业，患者有义务有责任予以支持。

（2）护士的道德义务

护理道德义务是指护理人员应履行的道德责任。它包括护理人员对社会、患者承担的责任，也包括社会和患者对护理人员在医护活动过程中各种行为的道德要求。

> **考点提示**
>
> 患者义务的内容

①为患者尽职尽责的义务：竭尽全力为患者治疗护理，维护患者的健康，减轻其痛苦，是护理人员最基本的道德义务。忠实于患者的利益，对患者的健康负责，是护理人员最神圣的使命。任何时候、任何情况下，医护人员都应当把患者的健康需要放在首位。治病救人、解除病痛，不是医护人员对患者的恩赐，是护理人员无条件的、义不容辞的责任。

②为患者解除痛苦的义务：为患者解除痛苦，不仅要努力解除其躯体上的痛苦，同时还要努力解除其心理上的痛苦。躯体痛苦一般用药物治疗即可解除或加以控制，但心理上和精神上痛苦则需要护理人员以深切的同情心理解患者、关心患者，做好心理疏导工作方能奏效。尤其对那些治疗无望的患者，如晚期癌症患者，尽量保证他们的舒适，提高生命质量。

③为患者解释说明的义务：护理人员有义务协助医师向患者说明病情、诊断、治疗、预后等有关医疗情况。对患者的治疗和护理措施予以解释和说明，这不仅是为了争取患者的主动配合，更主要的是对患者知情同意等自主权的尊重。在为患者提供医疗护理活动时，应事先给予充分说明，鼓励患者主动参与到医护活动中，经患者同意后执行，但紧急情况除外。护理人员的解释说明要以患者能理解为前提，做到语言准确、通俗易懂。

④为患者保密的义务：保密是保护性医疗的重要措施，也是维护患者利益的需要，护理人员应保守患者的医疗护理秘密，在公开其资料时，需审慎判断，除非患者同意、

> **直通护考**
>
> 保密的重要性不包括（ ）。
>
> A. 不引起医患矛盾
>
> B. 不危害他人及社会
>
> C. 不引起患者家庭纠纷
>
> D. 不导致患者自残等后果
>
> E. 不引起对患者的歧视
>
> 正确答案：B

或应法官要求、或医疗护理所需。

⑤保护患者免受伤害的义务：在执行医疗护理活动中，应保护患者免受伤害。当患者面临来自环境或他人的危险或伤害时，护士应采取适当的措施来维护患者的权益和保护患者免受伤害。

⑥维护集体和社会利益的义务：当患者利益与社会利益存在矛盾，甚至发生冲突时，护理人员应先立足于社会义务，并尽量说服患者服从社会利益。

⑦提高专业知识、技术水平的义务：护理人员有责任不断学习新的知识和技能，不断自我充实，提升专业水准，以提高服务品质，并积极参与对护理发展有贡献的活动。

> **考点提示**
>
> 护士的道德义务内容

（3）义务对护理人员行为的作用

①自觉履行义务：护理道德义务，从它的客观要求和内容来说，是一种使命和责任，具有不以人们的意志为转移的客观约束力，每位护理人员都必然自觉地、无条件地去履行自己的道德义务。护理人员只有把这种道德义务变成"这是我应该做的"，"这是我必须做的"的内心信念、意志，才会以高度的职业责任感，自觉履行义务，积极主动地为患者服务、为社会服务。

②道德境界不断升华：护理人员在履行道德义务时，是不以享受某种权利为前提的，不允许在尽护理义务的同时，希望得到什么权利作为补偿。无数护理人员为了抢救患者，不计个人得失，牺牲个人利益，自觉地履行自己的义务。护理人员已将道德义务转变成了自己的道德习惯、内心信念，职业崇高的自豪感，完成使命的幸福感，使护理人员自觉地、愉快地履行自己的义务，以更加优质的服务为他人、为社会尽义务，同时自己的精神境界也得以净化和升华。

（二）情感与良心

1. 情感

情感是人们内心世界的自然流露，是人们对客观事物和周围环境喜怒哀乐的外在表现。也就是人们对客观事物所持的态度和内心体验。护理道德情感是指护理人员对患者、他人、集体、社会、国家所持的态度的内心体验。它是建立在对患者生命价值、人格和权利尊重的基础上，表现出对患者、对护理事业的真挚热爱，是一种高尚的情感。这种感情是具有自觉性、纯洁性和理智性的职业道德情感。

（1）情感的基本内容

①同情感：这是最基本的职业道德情感。它发自于扶危济困的人道主义同情心和对患者生命的热爱、人格的尊重、价值的认同。要求护理人员对患者满腔热情，把患者当亲人，急患者之所急，痛患者之所痛，帮患者之所需，特别是对不幸患者和生命垂危患者，深怀同情和怜悯之心，给予体贴和照顾，这是对患者生命高度负责的表现，体现着护理人员伟大的情怀。

②责任感：这是起主导作用的护理道德情感。护理人员把恢复患者的健康，挽救患者的生命看作是自己崇高和神圣的职责。这种情感，出自于对护理事业的忠诚和执着追求，出自于对患者、社会高度负责的精神。表现为护理人员有强烈责任意识，为了挽救患者的生命，可以置个人利益而不顾，不分白天黑夜，不分节假日，不管有无报

酬，始终把挽救患者生命看成是自己崇高的职责。

③事业感：是护理人员最高层次的道德情感。是责任感的升华，是把本职工作与发展护理科学事业紧密地联系起来，热爱护理事业，爱岗敬业，勇于探索，乐于奉献，并为之奋斗终生。

（2）情感的作用

①有利于患者康复：护理人员情感的表露会直接影响到患者的心境。护士的同情感和责任感，促使护士关怀、体贴患者，使患者产生良好的心理效应，感到满足与安全，消除疾病带来的焦虑、恐惧与不安，增强战胜疾病信心，积极配合治疗，以利于患者的早日康复。

②有利于护理人员自身素质的提高：高尚的道德情感，对护理人员的道德行为起着促进和推动作用，能激励其对患者真挚的关怀和体贴，具有高度的责任心和强烈的责任感，对护理事业产生浓厚的兴趣和执着的追求，更加热爱自己的职业，勇于探索，不断学习新技术、新知识，促进自身素质的不断提高。

2. 良心

良心是人们在履行对他人、对社会的义务过程中，对自己行为应负的道德责任的一种主观认识和评价能力，它是一定道德观念、原则、情感和信念在个人意识中的统一。护理人员的职业良心指护理人员在履行对患者、对社会的义务过程中，对自己行为应负的道德责任的一种自觉认识和自我评价能力。它是护理道德原则、规范在个人意识中形成的稳定的信念和意志。

（1）护理职业良心的基本内容

①护理人员的良心表现为对患者的满腔热情和高度负责的服务。护理人员的道德良心是一种对所负责任的自觉认识，因此，无论有无领导和别人的监管，都能以满腔热情和高度负责的精神，全心全意地为患者服务；凭借职业良心，再苦再累，也尽职尽责去做，从而感受良心上的满足和喜悦。

②护理人员的良心以护理道德的原则和规范作为自我评价的依据和出发点。护理道德的原则和规范是基于维护和促使人类健康为目的的，体现了护理人员忠实于患者、社会和人类的利益以及无私奉献的精神。它要求护理人员的道德良心，必须以护理道德的原则和规范为依据和出发点，在任何条件下，都不做有损人民健康的事，自觉抵制社会上的不正之风，维护白衣天使的纯洁美好的形象。

（2）护理职业良心的作用

①自我选择作用：良心不允许自己的行为违背自己所接受的道德观念。在护理活动中，护理人员在做出某种行为之前，良心根据护理道德的要求，对行为动机进行自我检查、认真思考，从而作正确的行为选择。通过良心的选择作用，可以使护理人员明确应该做什么，不应做什么，怎样去做，对于符合护理道德原则的行为则予以肯定，否则予以否定，从而作出正确的抉择。在任何情况下都不做有损于患者健康的事。

②自我监督作用：良心在护理人员的工作过程中，无时无刻不监督着护理人员的举止行为，对护理人员的行为、情感、意志、信念予以监督、激励和鼓舞，使其朝着符合护理道德要求的方向发展，对不符合护理道德要求的情感、私欲或冲动，予以矫正。从而避免不良行为发生，及时调整自己的行为方向，自觉地保持高尚的品德。

③评价作用：良心能够促使护理人员自觉地对自己的行为及后果作出肯定或否定的自我评价。当自己的行为给患者带来健康和幸福时，就会感到安慰和满足。反之，当护理行为给患者带来痛苦和不幸时，则会感到内疚、悔恨，受到良心的谴责，尽管有些行为不被别人知道。良心如同有人所说的那样，既是起诉人，又是公正的审判官。因此，人们就会凭良心自觉纠正自己的不良行为。

（三）审慎与保密

1. 审慎

审慎，即周密而谨慎的意思，是指人们在行为之前的周密思考与行动过程中的谨慎态度。护理人员的审慎就是指护理人员在护理行为前的周密思考及行为过程中的小心谨慎，包括言语审慎和行为审慎。审慎是一种道德作风，是良心的外在表现，体现着护理人员的内心信念和道德水准，又反映了护理人员对患者、对集体、对社会履行义务时所表现的高度责任感。审慎对实践护理道德原则和规范具有重要意义。

（1）审慎的基本内容

①行为审慎：审慎在护理行为方面表现得特别重要，因此，在治疗护理过程中，必须考虑到种种可能，制定最好的护理措施和方案，自觉做到认真负责，小心谨慎，一丝不苟，周密细致地操作，最大限度地提高疗效，争取最佳效果。

②语言审慎：语言是人们交际的手段，语言具有两重性，既可治病，也可致病。保护性用语，可以使患者心情愉快，症状减轻；刺激性语言，可导致患者病情加重，甚至恶化。护理人员在与患者交流时，注意语言的科学性、严谨性，多用安慰性、鼓励性语言，让患者感到亲切、鼓舞和温暖，不可用刺激性腔调和言词，影响患者情绪，更不能因语言不慎，导致医源性损害。

（2）审慎的作用

①审慎有利于护理人员养成良好的护理作风。护理人员的工作作风直接影响着护理质量的高低，也反映着护理人员的整体素质。以往的教训告诫我们，许多医疗差错和事故的发生，除部分是技术原因外，大多数是医护人员缺乏应有的责任心和审慎的医疗作风造成的。护理人员在审慎的自律过程中不断提高责任感，改善自己的工作作风，才能有效地避免因疏忽大意、敷衍塞责而酿成护理差错或事故，这是保证患者生命安全的重要条件。

②审慎促使护理人员钻研业务知识和护理技术。在临床护理中做到谨慎、周密地处理问题，及时发现和处理患者的病情变化等，都与护理人员的业务技能有密切关系。业务知识贫乏，技术水平低下，护理人员就难以达到审慎。因此，护理人员实践审慎的道德要求，就要不断地钻研业务知识，提高技术水平。

③审慎促进护士以高度负责的精神对待服务对象。以护理道德的原则和规范严格要求自己和加强自身道德修养，从而不断地提高自身道德水平，逐渐达到"慎独"的境界，真正做到全心全意为人民的健康服务。

2. 保密

保密，就是保守机密，使之不外泄。护理道德保密是指在护理过程中涉及到患者的秘密和某些病情，如果扩散出去将造成不良后果，故护理人员对此应予以保密。保密是对护理人员特殊的职业道德要求，是医护道德的传统内容。

（1）保密的基本内容

①保守患者的秘密：患者为了医疗需要而提供的各种个人秘密不应随意泄露，更不能宣扬，应予以保密，包括患者的疾病史、各种特殊检查和化验报告、疾病的诊断名称、治疗方法以及患者不愿向外透露的其他情况。护理人员必须履行为患者保密的义务，不要随意泄露，否则，对可能造成的严重后果需负道德甚至法律责任。

②对患者保守秘密：这是一种保护性治疗措施，主要是对一些患预后不良疾病的患者采取隐瞒性的做法。包括不宜透露给患者的不良诊断、预后等医疗信息和发生在其他患者身上的医疗、护理差错事故等，避免给患者带来恶性刺激或挫伤患者治疗的信心。但医护人员必须对患者家属及单位领导如实讲明病情，不能隐瞒，以免造成不必要的医疗纠纷。此外，医护人员的隐私和秘密也不应向患者透露。

> **直通护考**
>
> 保密原则的具体要求，在必要时可以除外（　　）。
>
> A. 保护患者隐私
> B. 保护家庭隐私
> C. 告知家属必要信息
> D. 不公开患者提出保密的不良诊断
> E. 不公开患者提出保密的预后判断
>
> 正确答案：C

（2）保密的作用

①在实现护理道德原则和规范中起着信誉作用：患者为了治愈疾病，需将内心不愿向别人公开的秘密或隐私告诉医护人员，体现了患者对医护人员的信任。而医护人员知道了患者的隐私纯粹是由于职业的原因，因此，医护人员没有权利将此秘密泄露给职业无关的其他人知道，否则会伤害患者对医护人员的信任。护理人员保密既是职业上的道德要求，也体现了对患者人格和权利的尊重。护理人员忠实地履行保密义务，有利于患者的信任、家庭和社会的稳定，避免因泄密给患者带来危害及发生护患纠纷。

②有利于防治疾病、恢复健康：保密可促进护患间更好的交流与合作，提高疗效，使患者早日康复，利于护理工作的开展和护理质量的提高；对某些患者的病情保密，能防止因恶性刺激而导致加重病情，这是尤为重要的。

（四）荣誉和幸福

1. 荣誉

荣誉是指人们履行了社会责任，对社会做出一定贡献之后，得到社会舆论的认可和褒奖。护理人员的荣誉是以患者健康利益为基础的。也就是为患者身心健康做出自己的贡献时，得到的社会公认、褒奖和个人良心的慰藉。它是护理人员心中的知耻心、自尊心的表现。护理人员应在社会主义护理道德原则和规范的指导下，树立正确的荣誉观。

（1）荣誉的基本内容

①荣誉是同义务一致的，忠实履行自己的护理道德义务，是获得荣誉的前提。护理人员只要把自己从事的护理工作看作是社会主义事业的组成部分，热爱护理事业，关心体贴患者，保证护理质量，社会就会以他们在为患者服务中的贡献大小为标准给予适当的评价，给予不同的褒奖，个人才会得到良心上的满足和自我意识上的安慰。

与此相反，若把履行救死扶伤的神圣职责作为猎取个人荣誉的手段，把荣誉作为向领导伸手、向患者索取的资本，就会受到社会的谴责。

②个人荣誉与集体荣誉是统一的，个人的荣誉也包含着集体的智慧和力量，是群众和集体才能的结晶。同样，社会的进步，集体荣誉的获得也是由于众多人的努力和奋斗而取得的。每个护理人员都要维护与珍惜集体的荣誉，同时要看到集体荣誉离不开每个护理人员辛勤劳动作出的贡献。对待荣誉每个护理人员都要加倍努力，积极争取，又要在个人荣誉面前想到集体荣誉和他人成绩，想到集体和他人的帮助，保持谦逊的态度，以大局为重，相互谦让，争取更大的进步。

（2）荣誉的作用

①激励作用：荣誉是鼓舞和激励护理人员不断前进的一种精神上的动力，关心荣誉，努力争取荣誉，是一种进取的表现，也是追求护理道德理想的一个重要方面。只有牢固树立正确的荣誉观，才会把履行护理道德原则、规范变成自己的内心的信念和要求，并将其通过相应的护理道德行为表现出来。由此，荣誉就转化成了一种力量，这种力量催人奋进。

②评价作用：荣誉通过社会舆论的力量来表现社会支持什么，反对什么。即荣誉是社会对医护人员行为的一种客观评价。从这种评价中得到肯定和赞扬可以促使护理人员更加严格要求自己，不断努力，保持荣誉。这种荣誉感一旦成为护理人员的共同愿望，必将推动医护工作的不断发展和进步。

2. 幸福

幸福就是人们在创造物质生活条件和精神生活条件的实践中，由于感受和理解到目标和理想的实现而得到的精神上的满足。幸福与人的人生观、世界观、价值观有密切联系，是较高层次的道德范畴。护理人员的幸福，是指在为人健康服务过程中，以自己辛勤的劳动，实现从事护理事业的人生价值而感受到的精神上的满足和快慰。

（1）幸福的基本内容

①物质生活与精神生活的统一：包括物质生活条件的改善，还包括精神生活的充实。只有用高尚的精神生活指导和支配物质生活，才能真正感受到人生的意义。护理人员在职业服务中获得应有的物质报偿，从患者的康复中获得精神上的满足，实现护理工作的价值，从而感到幸福与快乐。

②个人幸福与集体幸福的统一：社会生活是互相联系的整体，个人离不开集体和社会，个人幸福和集体幸福是分不开的。集体幸福是个人幸福的基础，个人幸福是集体幸福的体现。离开集体、社会的幸福，护理人员个人的幸福是不能实现的，只有在与他人的幸福联系中，才能感受到自己的幸福。护理人员只有在为患者、社会的幸福作出贡献，得到患者和社会的公认和赞扬，才会在自己的意识和情感中，产生强烈的幸福感受，达到个人幸福与集体幸福的统一。

③创造幸福与享受幸福的统一：对于人类社会来说，劳动与创造具有首要意义，劳动创造了人类世界，幸福就在于创造物质成果和精神成果的过程中所引起的感受，只有劳动才能创造幸福。护理人员正是在为人民健康服务中，由于自己辛勤劳动，促进患者健康，从中感受到个人的劳动得到了社会的肯定，体会到护理工作的意义，从而获得物质和精神上的利益和享受。从这个意义上说，幸福是创造的结果，从更高的

意义上说,劳动的过程就包含着幸福,幸福的享受不仅在创造之后,也是在劳动和创造的全过程中,幸福是创造与享受的统一。

(2)幸福观的作用

①自觉履行护理道德的义务:护理人员树立正确的幸福观,就能将个人幸福建立在崇高的生活目的和理想的追求上,体现在救死扶伤、防病治病平凡而伟大的护理劳动之中,就会摆正个人幸福与集体幸福的关系,自觉履行护理道德的义务。

②实现护理人员的自身价值:护理人员只有树立正确的幸福观,理解苦与乐的辩证关系,当通过自己的辛勤劳动使患者转危为安、重新获得健康的时候,他们才会感受到自身的价值和工作的意义,才能感受到幸福,从而更加热爱护理专业,更加努力工作。

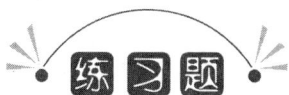

练习题

一、选择题

A₁ 型题

1. 在医务人员的行为中,不符合行善原则的是( )。
   - A. 与解除患者的疾苦有关
   - B. 可能解除患者的疾苦
   - C. 使患者受益且产生的副作用很小
   - D. 使患者受益,但却给别人造成了较大的伤害
   - E. 在人体实验中,可能使受试者暂不得益,但却使社会、后代受益很大

2. 关于医患双方权利与义务的下述口号和做法中,不可取的是( )。
   - A. 医务人员不是上帝
   - B. 患者是上帝
   - C. 把维护患者正当权利放在第一位
   - D. 医护人员的正当权益也必须得到保证
   - E. 患者的权利往往意味着医者的义务

3. 患者不能拒绝( )。
   - A. 治疗
   - B. 公开病情
   - C. 手术
   - D. 实验
   - E. 遵守医院制度

4. 护理伦理中的具体原则是( )。
   - A. 公正原则、不伤害原则、行善原则、平等原则
   - B. 公正原则、平等原则、行善原则、尊重原则
   - C. 维护患者利益原则、公平原则、主动原则、自主原则
   - D. 公正原则、不伤害原则、行善原则、自主原则
   - E. 尊重原则、平等原则、自主原则、行善原则

5. 在卫生资源分配上，形式公正是根据每个人（　　　）。

    A. 都享有公平分配的权利　　　　　　B. 实际的需要

    C. 能力的大小　　　　　　　　　　　D. 社会贡献的多少

    E. 在家庭中的角色地位

6. 为了切实做到尊重患者自主性或决定，医生向患者提供信息时要避免（　　　）。

    A. 理解　　　　　　　　　　　　　　B. 诱导

    C. 适量　　　　　　　　　　　　　　D. 适度

    E. 开导

7. 治疗要获得患者的知情同意，其实质是（　　　）。

    A. 尊重患者自主性　　　　　　　　　B. 尊重患者社会地位

    C. 尊重患者人格尊严　　　　　　　　D. 患者不会做出错误决定

    E. 患者提出的要求总是合理的

8. 公正不仅指形式上的类似，更强调公正的是（　　　）。

    A. 本质　　　　　　　　　　　　　　B. 内容

    C. 基础　　　　　　　　　　　　　　D. 内涵

    E. 意义

9. 下列做法最能体现尊重患者自主权的是（　　　）。

    A. 想当然地向患者提供相关信息

    B. 提供的信息隐其害扬其利

    C. 提供的信息掺入虚假成分

    D. 提供信息时恐吓患者，以强制患者接受治疗

    E. 向患者提供关键、适量的信息

10. 下列做法中不违背护理伦理学不伤害原则的是（　　　）。

    A. 因急于手术抢救患者，未经家属或患者签手术同意书

    B. 发生故意伤害

    C. 造成本可避免的残疾

    D. 造成本可避免的患者自杀

    E. 造成本可避免的人格伤害

A₂ 型题

11. 某中年男患者因心脏病发作被送到急诊室，症状及检查结果均明确提示心肌梗死。患者很清醒，但拒绝住院，坚持要回家。此时医生应该（　　　）。

    A. 尊重患者自主权，自己无任何责任，同意他回家

    B. 尊重患者自主权，但应尽力劝导患者住院，无效时办好相关手续

    C. 尊重患者自主权，但应尽力劝导患者住院，无效时行使干涉权

    D. 行使医生自主权，为治救患者，强行把患者留在医院

    E. 行使家长权，为治病救人，强行把患者留在医院

12. 患者女性，51 岁，发热，头疼 1 天。医生要为她做腰穿检查，患者有恐惧感。从伦理要求考虑，临床医生应向患者做的主要工作是（　　　）。

    A. 要得到患者知情同意　　　　　　　B. 告知做腰穿的必要性，嘱患者配合

　　C. 告知做腰穿时应注意的事项　　　　D. 因诊断需要，先动员，后检查

　　E. 动员家属做患者思想工作

　　13. 某年轻女患者因患左侧乳腺癌住院行根治术。术中同时为右侧乳房一个不明显硬节也作了常规的冰冻病理切片，结果提示：右乳房小肿块部分癌变。此时，医生的最佳伦理选择是（　　　）。

　　A. 依人道原则，立即行右乳大部分切除术

　　B. 依救死扶伤原则，立即行右乳大部分切除术

　　C. 依有利原则，立即行右乳根治术

　　D. 依知情同意原则，立即行右乳根治术

　　E. 依知情同意原则，立即行右乳大部分切除术

　　14. 某肝癌患者病情已到晚期，处于极度痛苦之中，自认为是肝硬化，寄希望于治疗，病情进展和疼痛发作时，多次要求医生给予明确说法和治疗措施。此时，医生最佳的伦理选择应该是（　　　）。

　　A. 正确对待保密与讲真话的关系，经家属同意后告知实情，重点减轻病痛

　　B. 恪守保密原则，继续隐瞒病情，直至患者病死

　　C. 遵循患者自主原则，全面满足患者要求

　　D. 依据知情同意原则，应该告知患者所有信息

　　E. 依据有利原则，劝导患者试用一些民间土方

　　15. 一足部患有严重溃疡的糖尿病患者，经治疗病情未减轻，且有发生败血症的危险，此时为保证患者的生命而需要对患者截肢。这里包含的冲突是（　　　）。

　　A. 行善原则与公正原则的冲突　　　　B. 行善原则与尊重原则的冲突

　　C. 不伤害原则与行善原则的冲突　　　D. 不伤害原则与公正原则的冲突

　　E. 不伤害原则与尊重原则的冲突

　　16. 一位 3 岁患儿患急性菌痢住进医院，经治疗本已好转，即将出院。其父母觉得小儿虚弱，要求输血。碍于情面，医生同意了。可护士为了快点交班，提议给予静脉推注输血。当时患儿哭闹，医护齐动手给他输血过程中，患儿突发心脏骤停死亡。此案中医护人员的伦理过错是（　　　）。

　　A. 无知，无原则，违背了有利患者的原则

　　B. 无知，无原则，违背了人道主义原则

　　C. 曲解家属自主权，违反操作规程，违背了有利患者的原则

　　D. 曲解家属自主权，违反操作规程，违背了不伤害患者的原则

　　E. 曲解家属自主权，违反操作规程，违背了人道主义原则

二、思考题

　　1. 简述护理道德基本原则的内容和要求。

　　2. 在护理实践过程中，你认为作为一名护理人员应遵守哪些护理道德规范？并作简要说明。

　　3. 简述护理人员的权力和义务有哪些。

第三单元 护理关系道德

1. 掌握护患关系的基本模式和护理道德规范。
2. 熟悉护际间的道德关系及护理人员与社会公共关系的道德要求。
3. 了解影响护患关系的因素与对策。

护理人际关系是指在从事护理职业工作中形成的人与人之间的关系。主要包括护理人员与患者、护理人员与其他医务人员、护理人员与社会之间三种关系。护理人际关系道德及其规范是护理学的核心内容，研究护理关系道德，对提高医疗质量，保障人民的身心健康，促进我国医疗卫生事业的改革和发展有重要意义。

第一节 护患关系道德

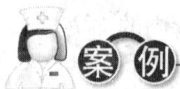

案例

护士小王在夫妻吵架后到医院上班，正好遇到一位肝炎患者病情好转，正待出院，患者问小王回家后要不要继续吃保肝药。小王说："你吃不吃关我什么事！"患者说："你说话怎么这么难听啊！"小王气呼呼地回应患者："什么话好听？唱歌好听，唱给你听？"患者当时气得脸色发白，与小王争辩了两句就回到了病房，后来病情急剧恶化。

问：护士小王的做法对不对？为什么？

护患关系是指护理人员在医疗、护理活动中，与患者建立起来的人际关系，它包括护理人员与患者、患者家属、陪护人、监护人、单位组织等的关系，是护理实践活动中最主要的一种专业性人际关系。在护理工作中，各种措施的实施必须依靠护患双方的密切配合才能完成，因此，营造良好的护患关系氛围对医疗护理工作的顺利开展意义重大。

一、护患关系的基本模式

护患关系的基本模式可归纳为护患技术关系和非技术关系两个方面。

（一）护患技术关系

护患技术关系是指护理人员与患者在护理措施的决定和执行等技术方面的交往，

这是护患关系的专业内容，也称技术关系。

关于护患技术关系模式，1976 年美国学者萨斯和荷伦德根据医生与患者的地位及其在治疗过程中主动性的大小，将医患关系分为三种模式。这三种模式也适用于护患关系，其具体模式为：

（1）主动 - 被动型　这是一种传统模式，在护理活动中，护理人员处于主导地位，患者处于被动从属地位。临床适用群体为：昏迷、休克、全身麻醉、有严重创伤及精神病等无自主意识的服务对象。这种模式的要点是：护理人员为服务对象做什么。虽然强调了护理人员的主导地位，但由于缺少患者针对自己病情的诊疗发表意见及积极参与等环节，一旦发生护理差错，很难在第一时间得到纠正。

（2）指导 - 合作型　这种模式下的护患关系中，患者被看作有意识的个体，在护理活动中，不仅护士的行为是主动的，患者也发挥一定的主动性。临床适用群体为：能够清楚地表达自己的意识并与护士合作的一般患者，尤其是急性患者，如：骨折、分娩、外伤等。这种模式的要点是：护理人员告诉服务对象做什么。护理人员主要针对服务对象的需要进行全面指导，服务对象有一定的主动性，但这种主动性是以执行护理人员的意志为基础，以主动配合为前提。

（3）共同参与型　在护理活动中，护患双方具有大致相同的主动权和决定权，双方相互配合、共同参与护理过程的计划和实施。临床适用群体为：慢性疾病患者、接受心理治疗和康复治疗且具有一定文化知识背景的患者。这一模式的要点是：护理人帮助服务对象自护。服务对象在护理活动中不仅是合作者，还是参与者和决策者。

在护理实践中，应当注意依据不同情况的护理对象，采取不同的护理方式。要努力倡导指导 - 合作型和共同参与型的护患关系模式，充分发挥护患双方的积极性，达到最佳的护理效果。

> **考点提示**
>
> 护患技术关系的基本模式及适用范围

（二）护患非技术关系

在护理活动中，护理人员和患者除护理技术关系以外，在社会、伦理、心理等方面也会产生一定的关系，如道德关系、利益关系、平等关系、法律关系。

（1）道德关系　道德关系是非技术关系中最重要的内容。在护理活动中，由于护患双方在教育、环境、地位、道德修养等方面存在差异，在护理过程中难免会发生矛盾和摩擦，这就要求护理人员发扬医学人道主义精神，尊重患者的权利和人格，热情周到地服务每一位患者。同样，患者也应该尊重和理解护理人员，积极配合护理。

（2）利益关系　利益关系是指护理过程中护患双方发生的物质利益和精神利益的关系。护理人员通过提供技术服务和劳动，获得正当报酬，同时也因解除了患者的病痛而得到精神上的满足；患者通过支付必要的医疗费用，得到医疗帮助，得以恢复健康，也满足了其物质、精神利益的需要。护患双方的利益关系是在社会主义物质利益原则指导下公平、互助人际关系的体现。

（3）平等关系　平等关系是指护理活动中护患双方的地位从理论上说是完全平等的。但是由于医疗护理过程中往往是医护人员占主导地位，患者处于相对被动的地位，因此患者面对护理人员时往往持谦恭、忍让态度，护患关系出现了事实上的不平等，这就要求护理人员提升自身道德修养，切实保障患者的权利。

（4）法律关系 法律关系是指在护理活动中，护患双方各自行为都受法律的约束和保护，在法律范围内行使各自的权利和义务。随着护理法规的不断完善，侵犯患者和护理人员的正当权益都是法律所不允许的，都会受到法律的追究和制裁。护患双方也应当依照相关法律和法规的要求，规范自己的行为，并保护自身的合法权益。

二、护患关系的发展趋势

马克思主义认为，有什么样的经济基础，就有什么样的上层建筑与之相适应。护患关系作为社会上层建筑的一部分，是由社会经济基础决定的。随着社会经济和科学技术的发展，护患关系也发生了很大的变化，显现出以下几个方面的发展趋势。

（一）护患关系的人机化趋势

随着越来越多的先进医疗仪器的应用，护患之间除了人（护士）与人（患者）之间的接触，更多地增加了物的因素，护患关系也由"人（护士）－人（患者）"模式向"人（护士）－机器－人（患者）"模式转变。护患间的人际关系被人机关系所阻隔和替代，护患之间的直接交流被淡化，这种发展趋势不适应医学模式的转变，具有"高技术、低情感"的倾向。

（二）护患关系的经济化趋势

随着社会主义市场经济的快速发展，医院在考虑社会效益的大前提下，强调把经济管理与优质服务相统一，把为患者服务与经济利益相结合，这使得护患关系中经济关系的因素明显增强。这种发展趋向使少数护理人员忘记了全心全意为人民健康服务的宗旨和应有的职业操守，片面追求经济利益，既违背了我国护理道德优良传统中重义轻利的思想，又极大地损害了正常的护患关系。

（三）护患关系的多元化趋势

在新的医学模式逐渐显现的社会大背景下，护理人员能独立地、主动地开展整体护理工作，满足患者生理、心理等多方面的需求，是新时期对护理人员的新要求。随着社会进步和人民生活水平的不断提高，人们对健康的要求已不仅限于对疾病的治疗和康复，更涉及到了对生命和生活质量的关注。为适应这种发展趋势，护理人员必须全面提高职业素质，以满足患者多元化的需求。

（四）护患关系的社会化趋势

随着社会的全面进步和快速发展，家庭护理保健、社区医疗保健、康复护理保健等任务越来越重，护理人员走出医院，面向社会、走向家庭，已成为一种越来越明显的发展趋势。护患关系的这种社会化趋向，要求护理人员掌握扎实的医学知识和相关的人文科学知识，以便更好地服务社会、服务人类。

（五）护患关系的法制化趋势

依法治国是我国的基本国策，也是政治建设的一个重要目标。随着我国政治民主化和法制化的进程不断推进，公民法律意识不断增强，国家卫生法规逐渐完备，各种卫生法规对护患双方都提出了相应的行为准则和规范。因此，护患之间的关系应建立在共同遵守国家法律的基础上，都应学法、守法，

考点提示

护患关系的发展趋势

并用法律武器来保护自己的正当权益，这也是护患关系文明和进步的标志。

三、 影响护患关系的因素及对策

（一）影响护患关系的因素

1. 护理人员方面的因素

护理人员方面的因素是影响护患关系的主要方面，常见的影响因素有：

（1）职业道德方面存在的问题　少数护理人员的服务意识淡漠，服务态度不好，工作责任心差，面对患者时表现出一副爱理不理、漠不关心的样子。极少数人甚至利用护理工作之便，为自己大开方便之门，以权谋私利，公开或暗示性地向患者或家属提出一些不合理的要求，完全将护理职业道德抛之脑后，影响了护患关系的正常发展。

（2）专业知识和技能方面存在的问题　有些护理人员缺乏扎实的专业基础知识和精湛娴熟的操作技能，在护理患者的过程中发生护理差错，如送错药、打错针、输错血等医疗差错和医疗事故，给患者造成不必要的机体损伤和精神上的压力，甚至造成患者的死亡。这样的失误既影响医疗活动的有序进行，又让护理人员在患者心中的形象大打折扣，引起患者的怀疑和不安，造成护患关系紧张，甚至使患者拒绝护理服务。

（3）心理认识方面存在的问题　护理人员与患者的角色虽然在理论上是平等的，但是在现实的护理活动中，由于受到场所及专业技术等条件限制，护理人员实际上处于优势地位，形成了护患关系不平等的局面。这就使得有些护理人员认为，患者来医院看病是有求于自己，把为患者服务看成是恩赐，对待患者时高高在上，脸难看、话难听，使患者产生对抗情绪，影响了护患关系的和谐发展。

（4）其他方面存在的问题　除上述因素外，护理人员的形象、气质、性格、沟通能力、工作作风等方面也是影响护患关系的重要因素，同样需要护理人员在工作中注意和改进，力求朝着患者能够欣然接受的方向发展。

2. 患者方面的因素

（1）社会公德意识方面存在的问题　因为每个人受教育程度不同，所以他们的文化素养和道德修为也各有差异。体现在有些患者身上，就呈现出不尊重护理人员的人格和劳动，就医就护行为不文明，不遵守医院各项规章制度等一系列表现，这些缺乏社会公德意识的举动会激化护患矛盾，也是影响护患关系正常发展的重要因素。

（2）患者对医疗护理期望值过高　有的患者对医疗护理期望值过高，认为既然给医院交了医药费用，就该处处合自己的心意。如有些护理措施出现某些不可避免的副作用，但患者也会感到不满意。有些危重或疑难病症，虽然医护人员积极救治，最后仍然无效，患者及家属也不能予以理解，甚至据此无端指责、谩骂医护人员，这也是引发护患矛盾的重要因素。

3. 医院管理方面的因素

有的医院管理制度不健全、不科学，致使管理混乱，服务水平低下，不能满足患者就医的要求；有的医院由于经费投入和补偿机制不完善，医疗护理设备陈旧、病房卫生设施不配套，医院环境脏、乱、差，给住院患者造成了不舒适、不方便的感觉，不利于恢复健康；还有的医院由于收费价格不合理，也会引起患者的不满情绪。

（二）改善护患关系的对策

1. 适应生物－心理－社会医学模式的转变

随着医学科学的发展进步，当今社会的医学模式已由原来的生物学模式，转变为生物－心理－社会医学模式。医学模式的新变化要求护理人员树立整体护理的观念，把患者看作一个具有生物、心理、社会要素的整体人。在护理患者时，应把技术护理和心理护理结合起来，不仅解除患者在身体上的病痛和折磨，更要注意他们的心理变化，及时对一些由于身体状况不佳而产生焦虑、不安、沮丧等消极心理情绪的患者进行心理疏导，帮助他们减轻心理负担，树立战胜疾病的信心，争取早日恢复健康。

2. 增强敬业精神，努力掌握现代化护理知识和技术

爱岗敬业是从事任何一种职业都必须首先具备的职业品质，护理职业面对的是鲜活的生命，这就要求护理人员必须干一行，爱一行，专一行。在新医学模式的背景下，一名优秀的护士，不仅要掌握扎实的护理基本理论知识和专业技能，还应该具备较高的护理职业道德品质、护理行为选择能力、护理道德判断能力及护理道德评价能力。因此，护理人员要有意识地阅读与护理有关的人文书籍，增强沟通能力和人际交往能力，与患者建立和谐的人际关系。

3. 加强医院管理，严格执行规章制度

医院医疗水平的高低实际上是医院管理水平的一个缩影，想要提升一个医疗单位的医疗服务水准，就应该从严抓医院管理下手。医院管理应该着眼于广大患者的根本利益，从发达国家引进先进的管理理念和模式，并结合当地实际，切实改善医院的物质条件，尽可能满足人民群众的就医就护需要。另外，医院还需要建立健全并严格执行护理管理制度，使护理岗位分工明确、监督有效，避免工作的随意性和盲目性，使患者有求而来，满意而归，促进良好护患关系的形成。

> **考点提示**
>
> 影响护患关系的因素及对策

四、护患关系道德规范

（一）同情与爱心

同情感是护理人员首先应具备的职业道德情感，医学家孙思邈在其著作《千金要方·论大医精诚》篇中提出"凡大医治疗，心当安神定志，无欲无求，先发大慈恻隐之心，誓愿普救含灵之苦。"他认为医生给患者治病时，首先必须具备的道德品质就是"大慈恻隐之心"，所谓"大慈恻隐之心"，指的就是同情心。当患者因为疾病而饱受折磨、生命垂危时，最需要得到身边的人的同情

> **直通护考**
>
> 小李是患者康某的责任护士，但与康某的第一次交流就以失败而告终，请分析造成其失败的原因是（　　）。
>
> A. 表情自然、大方
>
> B. 在患者吃饭时进行交谈
>
> C. 热情对待患者
>
> D. 选择一个安静的场所进行交谈
>
> E. 仪表大方、整洁
>
> 正确答案：B

和理解，尤其需要医务工作者充满爱心、细致周到的服务与照顾。护理人员作为患者生命的守护神，要设身处地为患者着想，随时给予患者无微不至的关心、支持和帮助。

（二）平等与合作

在护患交往中，护理人员应该一视同仁，尊重每一位患者的人格和权利，把患者当成自己的亲人、朋友，不能有厚此薄彼，亲疏远近之分。护患之间是一种互相尊重、互相配合的平等合作的同志式关系。护理人员只有在患者主动参与并积极配合的基础上实施有效的护理措施，才能帮助患者早日恢复健康。

（三）真诚与负责

患者的生命和健康高于一切，在我国向来就有"人命至重，有贵千金"、"天覆地载，万物悉备，莫贵于人"的至理名言。作为以人的生命为工作对象的护理人员必须牢记自己的责任与使命，在护理实践中绝对不可掉以轻心、玩忽职守。护理人员要以真诚的态度去面对每一位患者，同时也要以高度负责的精神做好本职工作，只有这样才能赢得患者的信任与尊重。

第二节　护理人员与其他医务人员关系道德

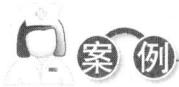

案例

某医院内科病房，主治医生小王查房时，发现护士小张误将甲床患者的青霉素注射给乙床患者，而将乙床患者的庆大霉素注射给甲床患者。小王立即通知小张，并一起对乙床患者进行严密观察，未发现青霉素过敏反应，二人悬着的心放了下来。护士小张立即哀求医生小王，请小王看在彼此私交甚好的份上不要告诉科主任，小王很为难，经过反复思考，小王还是报告了科主任。

在护理实践中这样的事情时有发生，该如何评价小王的行为？如果是你，又会如何去做？

一、医护关系道德

医护关系是指医生和护士这两种不同职业的人们在医疗护理活动中形成的相互关系。在护理人员与各类卫生人员的相互关系中，护士与医生的关系显得尤其重要。无论是医生还是护理人员，他们的工作对象和目的是相同的，都是为了维护患者的健康利益，二者只是在工作侧重面和使用的技术手段上不尽相同，并无主次之分。在医学界有"三分治疗，七分护理"的说法，更充分说明了医疗过程中护理工作的重要性。良好的医护关系，对医疗工作的顺利开展具有重要意义。

（一）医护关系模式

1. 主导－从属型

长久以来，护理工作被看成是医疗工作的附属品，护理人员与医生的关系也被定义为主导－从属型模式。在这一模式下，医生占据主导地位，护理人员只是机械地执行医生的指令而进行护理活动。由此，人们认为护理人员按照"医嘱"去执行一些医疗、护理操作，就是从属于医生的表现，并且错误地认为护理人员比医生低一等。随着医学科学和医疗技术的发展，这种模式已经不能满足时代对护理人员的要求。因此，新的医护关系模式出现了。

2. 并列－互补型

这是适应时代要求而逐渐形成的医护关系模式，医疗与护理工作既统一又独立，使得医护之间存在一种并列关系，又由于医疗过程是医护工作互补的过程，因而又具有互补性。比如：患者入院后，由护理人员安排床位，测试体温、脉搏等，并做记录建立病历。医生通过病历了解患者的基本情况后，为患者做体格检查并做初步诊断，下达医嘱。之后护理人员根据医嘱对患者采取护理治疗措施，然后将治疗的临床表现反馈给医生，医生再据此调整医嘱，护理人员再执行新医嘱，直至患者治疗结束。在这一过程中，医生和护理人员面对的患者是同一个人，所以医生和护理人员不过是在各自工作范围内，有所侧重地为患者服务。认识到医护之间的"并列－互补"关系，摆正自己与对方的关系位置，是医护之间合作与共事的基础。

（二）医护关系的道德要求

在医疗过程中，因为护理人员与医生有工作目标的共同性，工作方式的共事性，所以护理人员与医生都对对方产生了一定的角色期望。医生期望护理人员能理解并认真执行医嘱，关注患者临床表现，并且及时为其提供有用的病情资料；护理人员则希望医生诊断正确，医嘱具体、便于执行，尊重和支持护理工作。因此，护理人员处理与医生的关系时，应遵循以下几方面的道德要求。

1. 患者利益至高无上

无论在任何情况下，医护人员都必须把患者的利益放到首位。对治疗护理中不同意见的措施、方法，应当面委婉协商解决，做到以患者利益为重。不能因为医护之间的分歧或矛盾而置患者利益于不顾，一旦损害了患者利益，后果是需要护理人员和医生共同承担的。

2. 互相尊重，主动配合

作为护理人员，首先要自立、自强，充分认识自己与医生的平等、协作关系，在认真完成自己分内工作的同时，积极配合医生做好治疗工作。作为医生，也应认识到护理工作在治疗过程中的重要性，尊重护理人员及其劳动。医生和护士只有在合作中步调一致、相互理解、相互适应，才能形成融洽的医护关系。

3. 相互制约，彼此监督

为维护患者的最大利益，医护之间应相互制约和监督。由于工作的互补性，医护之间可能会发现对方的一些失误和差错，发现错误的苗头要坚决杜绝，发生失误后不能相互责怪、相互推诿，要及时采取补救措施。医护人员一定要彼此及时提醒，不可袖手旁观，更不能刻意隐瞒。共同维护患者的权利，担负起救死扶伤的重任。

> **考点提示**
>
> 医护关系模式及道德要求

二、护护关系道德

（一）护护关系的涵义

护护关系是指护理人员之间的关系，根据分工的不同，护护关系可以划分为不同的种类，如：同一科室内护理人员之间的关系，各科室护理人员之间的关系，护理队伍上下级之间的关系等。认识并处理好护理人员之间的关系，也是护理道德对护士职业素质和人际沟通能力的基本要求。

（二）护护关系的道德要求

相互尊重、团结协作、分工明确、各司其职，是处理护理人员之间相互关系的基本原则。具体来说，要形成良好的护护关系，护理人员需要遵循以下道德要求。

1. 互尊互敬，互勉互学

护理工作具有目的同一性、工作协调性、业务竞争性的特点。因此，护理人员应该抱着谦虚好学的态度取人之长，补己之短，不断提升自己的护理技能。我国明朝时期的名医陈实功曾说道："年尊者恭敬之，有学者师事之，骄傲者逊让之，不及者荐拔之。"这几句话不仅可以作为处理护理人员之间人际关系的通则和规范，还可以被当作立身处世的准则。护理人员之间是相互平等的，要注意在工作中维护同行的威信和利益，学会正确对待彼此的荣誉、困难和差错。绝不能在背后说人是非、道人长短，甚至相互诋毁，要争取做到"静坐常思己过，闲谈莫论人非"。

此外，护理人员还应该处理好上下级护际关系，作为领导者的护理院长、护理部主任、护士长应该率先垂范、以身作则，对下级护理人员既要从严要求，又要帮助其尽快提高和成长；作为被领导的护理人员应该服从安排，虚心学习，努力钻研，积极上进。只有全体护理人员共同努力，相互尊重和爱护，才能发挥出整支护理队伍的正能量，更好地为患者服务。

2. 团结协作，密切配合

虽然同是护理人员，但由于各种护理角色的职责不同，可分为门诊小手术护士、急诊抢救护士、手术室手术护士等。虽然岗位不同，但护理人员为患者服务的宗旨是相同的。在护理人员之间，经常存在交接班的关系、交替或共同完成一项工作任务的关系等，从某种程度上说，这些关系处理的好坏，不仅影响到患者的健康，对护理人员的职业理想和人生价值的实现也有着特殊的意义。

在日常的护理实践中，护理人员首先应该认真负责地做好自己的本职工作，这在无形当中也是对其他同事的支持与配合；交接班时，按规定说明即将交接的护理任务的详细情况，同时提醒其他护士注意一些易被忽略的问题；当同事护理患者有困难时，要竭尽所能为其提供帮助、指导，使患者得到妥善的照护；在与同事通力合作的同时，还应该坚持原则，不帮其掩饰工作中的错误和问题，在患者利益至高无上的前提下，努力营造和谐、团结的工作氛围。

考点提示

护护关系道德要求

三、护技关系道德

（一）护技关系的涵义

护技关系是指护理人员和医技科室人员的人际关系。医技科室人员主要包括检验、影像、病理、药剂、核医学、消毒供应等科室的工作人员。随着医学高科技在临床治疗中的广泛应用，护理人员与医技科室人员由于业务上的联系，接触也越来越频繁。许多医技科室的专业性都很强，除少数科室外，一般医技科室都是协同临床科室为患者服务的。护理人员与医技科室人员的关系是协同、合作的关系。这些关系的好坏，同样影响到患者的健康利益和医院目标的实现。

（二）护技关系的道德要求

为保证患者得到准确的诊断与及时的治疗，护理人员在与医技科室人员相处的过程中，仍然要本着患者利益至上的原则，与医技科室人员相互支持、密切配合。要营造良好的护技关系，必须从护理人员和医技科室人员两方面入手：

一方面，医技科室人员必须为患者的诊断、治疗和护理提供及时准确的依据。只有医技科室人员通过自己的专业知识、技能和采取先进的医疗设备为患者提供科学的依据，才能在临床上进行科学的诊断，并制定和实施相应的护理措施。

另一方面，护理人员应该了解各医技科室的工作特点和规律，尊重医技科室人员的劳动成果，尽可能为医技科室工作提供方便与支持。一旦出现科室之间的埋怨和指责，护理人员应该首先从自己的工作中找漏洞，及时与对方沟通，不相互推诿，通过协商解决问题，使患者的利益得到合理的维护。

四、护理人员与医院行政、后勤人员关系道德

在现代医院，随着科学管理模式的确立，医院行政、后勤管理人员的劳动也越来越受到人们的关注。医院行政、后勤管理是保证各项工作正常运转的重要环节，是提高医护质量的重要保证。医院行政人员通过对医院各个科室、各种人员关系的协调，能使整个医疗护理团队产生巨大的集体力量。同时，医院的后勤管理人员在医院运转中也具有不可替代的重要作用，各种医用物资、仪器设备以及生活设施的提供与维护，全靠后勤人员的劳动提供。因而，护理人员必须协调好与行政、后勤人员的关系。

护理人员应理解、支持行政人员的工作。既要向他们如实反映临床一线需要，配合行政人员解决实际问题，又要理解行政人员的工作，着眼于大局，坚持个人利益服从集体利益，支持他们合理的决策和严格的管理。

护理人员应尊重后勤人员的劳动。护理人员要树立正确的思想观念与行为态度，珍惜后勤人员的劳动成果。当医疗设施及后勤服务工作遇到问题时，应及时与后勤人员取得联系并恳请他们帮助解决；同时还要做到热情、礼貌地对待每一位后勤工作人员，在工作中爱惜水电等设备，爱护医院公共财产，协助他们做好后勤保障工作，构建平等、互助、合作的人际关系。

行政、后勤人员也应树立为医疗第一线的工作人员、为所有职工全心全意服务的思想。因为只有行政、后勤部门和医护人员密切配合，医院的相关工作才能有序开展。要严格按照规章制度办事，提高工作效率和工作积极性，切实发挥坚实后盾的作用，保障医疗活动的正常进行。

第三节 护理人员与社会公共关系道德

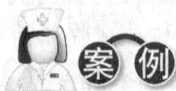

案例

某男性患者，38岁，经性传播途径感染人类免疫缺陷病毒（HIV），医生一直与他实行单线联系，患者请医师和护理人员向他的妻子和家人保密。于是医护人员谎告其

妻子，说她丈夫患了乙型肝炎，需要对她进行抽血检查，结果为阴性。随后医师对患者进行了保健指导，他妻子每半年做一次检查，均为阴性，但仍处于被感染的危险中。

问：医护人员该不该为患者保密？为什么？

护理职业活动是在一定的社会环境中进行的，护理工作关系到人的生、老、病、死，涉及到千家万户的幸福安康，与社会有着千丝万缕的联系。在护理实践中，护理人员对许多问题的处理不仅要考虑到对患者或局部的利益，而且还要顾及到对他人、社会和后代的影响。诸如计划生育、人工流产、安乐死等问题，如果不从国家、社会的角度着想，而是只顾个人或局部利益，对整个社会产生的负面影响是不可估量的。因此，掌握护理人员与社会公共关系方面的道德要求，对每位护理人员而言，也是提升自身道德修养的一个重要方面。

一、 护理人员的社会地位与社会责任

（一）护理人员的社会地位

我们党和国家历来十分重视护理工作。在当今社会里，护理职业已越来越被人们所关注，也被大批志存高远、立志献身医学事业的年轻人所认可和接受。护理工作在整个医疗工作中占有重要地位，无论是临床治疗、预防、保健，还是康复，都离不开护理工作。护理人员技能水平的高低、道德修养的好坏将直接影响到人们的生命质量和生活水平。因此，护理人员应该努力钻研，规范自己的职业行为，提升自身道德修养，成为人们心中名副其实的白衣天使。

（二）护理人员的社会责任

护理人员是护理措施的计划者、护理活动的执行者和护理工作的管理者，是医院技术人员中不可忽视的力量。一个患者从入院到出院的各项治疗活动中约有90%的过程是有护理人员执行或配合处理的，她们参与门诊、急诊、住院治疗、手术及康复等医疗上的每一个环节，密切配合医生进行诊断和治疗，维护个人的生命和健康权益。

随着医学模式的转变，护理人员在对患者进行疾病护理的同时，还承担着心理护理的重要任务。因此，护理人员必须掌握患者的基本情况，研究和熟悉每个患者的心理特点，细致入微地做好心理护理工作，在尽力减轻患者肉体痛苦的同时，帮助他们树立克服困难、战胜疾病的信念，争取早日康复，为社会做出贡献。

除此之外，护理人员还承担着为个人、家庭及社区健康服务，提供卫生宣传、预防保健服务，开展计划生育及妇幼保健活动等社会责任。

二、 护理人员与社会公共关系道德规范

护理人员自觉履行社会义务和主动承担社会道德责任，是处理护理人员与社会公共关系的基本原则，具体体现在以下两方面。

（一）热情服务，坚持原则

为了切实发扬医学人道主义精神，尽早实现"2000年人人享有卫生保健"的战略目标，护理人员要在有关部门的组织和领导下，面向社会积极开展预防疾病、卫生保健教育等惠及社会群体的工作。护理人员在履行自己的社会职责时，如果遇到患者的

个人利益和社会整体利益发生矛盾和冲突，一定要坚持维护社会整体利益的原则，秉公办事，不能为少数个别人的利益而损害社会整体的利益。

（二）主动支持，全力以赴

护理人员对她们所承担的社会责任如卫生保健、疫情处理、社会调查及爱国卫生运动等，应该主动支持、全力以赴，并及时提供技术指导，加强信息交流，认真完成护理人员对社会群体健康应尽的义务和责任。对于重大灾害的紧急任务如地震、水灾、火灾、疫情流行等，护理人员要发扬救死扶伤的人道主义精神，任劳任怨、不畏艰难、全力以赴，认真地履行护理岗位职责，为社会公益事业做出自己的贡献。

总之，强调护理人员与社会公共关系的道德，对控制人口数量的过快增长、优生优育、保护妇女儿童身体健康、提高广大人民群众的身体素质及促进社会公共卫生事业的发展和社会进步等具有深远的意义。

> **考点提示**
>
> 护理人员的社会责任，护理人员与社会公共关系道德规范

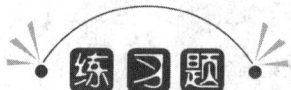

练习题

一、选择题

A₁ 型题

1. 对于精神病患者宜采取的护患关系模式是（　　）。

   A. 主动－被动型　　　　　　　B. 被动－主动

   C. 指导－合作　　　　　　　　D. 共同参与型

   E. 合作－指导型

2. 医护之间的关系是（　　）。

   A. 主从关系　　　　　　　　　B. 双向关系

   C. 平等关系　　　　　　　　　D. 商品关系

   E. 单向关系

A₂ 型题

3. 某患者因急性阑尾炎住院治疗，术后主治医生为了使其尽快恢复，使用了较贵的新型抗生素，但并没有同患者商量。出院时，患者发现自己需付上千元的药费，认为医生没有告诉自己而擅自做主，自己不该负担这笔费用。在此案例中，医生损害了患者的权利是（　　）。

   A. 知情同意权　　　　　　　　B. 疾病的认知权

   C. 平等的医疗权　　　　　　　D. 要求保护隐私权

   E. 患者的参与权

4. 患者，女，29 岁，曾因妄想型精神分裂症入院治疗，一年前出院回家。现已怀孕 7 周，家人担心怀孕和分娩对患者有不良影响，都劝她流产，但患者坚决要求继续妊娠。当患者和家属来医院咨询时，医生以下做法在道德上最佳的是（　　）。

A. 尊重患者的自主权，严密观察其身体和精神状况

B. 从公益论出发，为了后代的质量，劝说其终止妊娠

C. 不参与家庭矛盾，不给任何建议

D. 请患者去咨询精神科医生，并让精神科医生给出建议再行决定

E. 为其实施人工流产手术

A₃/A₄ 型题

(5～6题共用题干)

某男患儿，5岁。因不慎将玻璃球嵌入气管，顿时咳嗽、气急、脸色发紫，父母急送患儿到医院急诊室。因是成人急诊室，医务人员要求家属把其送到儿科室去诊治。由于来回奔波，时间延误，患儿终因窒息而死亡。为此家属悲痛万分，与医院发生争吵，要求赔偿一切损失。

5. 从伦理学角度分析，医务人员正确的行为选择应是（　　）。

A. 立即去肺科抢救　　　　　　　B. 立即去耳鼻喉科抢救

C. 立即去小儿科抢救　　　　　　D. 立即采取措施，排除异物

E. 请小儿科医生会诊

6. 对此类事故的发生，医院管理部门认为有责任，以下观点最主要的是（　　）。

A. 急诊医护人员无排除小儿异物的经验

B. 医护人员技术水平欠佳

C. 患儿病情发展太快

D. 面对任何急救患者，绝对不能推诿

E. 加强管理，提高医护人员技术水平

二、思考题

1. 护患关系有哪几种模式？作为护士应遵守哪些伦理规范？

2. 影响护患关系的因素有哪些？怎样营造良好的护患关系？

3. 护理人员应如何认识和处理医护之间的关系？

4. 护理人员与社会公共关系的伦理规范有哪些？

第四单元　基础护理、心理护理与整体护理道德

案例

吴女士，30 岁，于 23：00 顺利分娩一女婴，至次日凌晨 7：00 未排尿，主诉下腹胀痛难忍，有尿意，但排尿困难。护理体检：耻骨联合上膨隆，可触及一囊性包块。护士采取了安慰患者、抚摸下腹部、让患者听流水声，并将床头适当摇起等措施，但患者仍未排出尿液，痛苦不已。护士根据医嘱给患者进行了导尿术，导尿后患者以上症状得到缓解。患者说："哎，现在舒服多了！"接着，患者及家属激动地对护士说："您真好，太感谢您了！"

请问：该护士的言行符合哪些护理道德要求。

随着人们不断增长的健康需求和医学模式的转变，护理模式也随之而变。护理者转变观念，以患者为中心，对患者实施生理、心理、社会、文化等全方位的整体护理，既是患者的需要，也是护理专业发展的需要。整体护理质量建立在基础护理、专科护理、心理护理质量的基础上，又以护理道德为保障。因此，研究和学习基础护理、专科护理、心理护理、整体护理道德，对于提升护理服务水平，让患者与社会满意具有重要意义。

第一节　基础护理道德

一、基础护理的含义

基础护理是以护理学的基本理论、基本知识和基本技能为基础，结合患者生理心理特点和治疗康复需求，满足患者基本需要的临床护理的基本工作。它是临床护理的重要组成部分，是临床各专科护理的基础，并贯穿于满足患者健康需求的始终。其内容包括：观察病情，监测患者生命体征和生理信息，满足患者身心需要，危重患者抢救，基本治疗技术，消毒隔离，病区护理管理等。

二、 基础护理的特点

（一）协调性

基础护理为患者提供生活、心理和技术服务。这些工作需要医护之间、护际之间、护患之间、护理人员与各科室、护理人员与患者家属及社会之间的相互配合，才能顺利完成。因此，护理人员应该担负起协调的责任，以提高护理工作效率。

（二）连续性

在护理工作中，为使患者得到及时、有效的治疗和护理，需随时观察病情。因此，基础护理工作需要通过护理人员之间严格认真的交接班，做到换人不离岗，昼夜24h连续进行，确保护理工作处于连续完整的循环过程中，以实现全程、无缝隙护理。

（三）艰巨性和服务性

无论护理如何发展，帮助和照顾患者或服务对象，永远是护理的核心。基础护理除了一般的技术性护理、生活护理和心理护理，还要对病房繁杂的事务性工作进行科学管理，对康复期患者和患者家属进行健康教育。因此，基础护理任务艰巨，服务性强。

（四）普遍性和经常性

基础护理解决的是各种患者在康复治疗过程中共同的护理问题，提供的是具有共性的生活、心理和技术服务。因此，基础护理工作具有普遍性和经常性的特点，可以通过常规或制度的形式固定下来，便于护士执行和护理管理督查。

（五）科学性

护理活动是科学、艺术、人道主义的结合。基础护理工作虽然平凡、琐碎，但各项措施都必须以自然科学和社会科学知识为指导，才能取得良好的护理效果。如，为便秘患者实施灌肠，需要有护理学知识和技能、沟通交流的技巧、护理伦理知识、肠道解剖生理知识等做支撑。

知识链接

夯实基础护理 改善护理服务

马晓伟部长在2010年全国护理工作会议上的讲话：①不论专业护理如何发展，通过基础护理观察患者病情，保证医疗安全始终不会改变。②患者临床病情变化或者出现并发症，很多是可以通过护士为患者做基础护理时及早发现。③提出今年护理工作的重中之重为强化基础护理，改善护理服务。

三、 基础护理的道德要求

（一）热爱专业，忠于职守

基础护理工作平凡而艰辛，易致个别护理人员专业思想动摇，不安心本职工作。护理人员的基本职责是"促进健康、预防疾病、恢复健康、减轻痛苦"。护理工作崇高而伟大，它是人类健康、民族繁衍延续、社会进步的重要保障。因此，护理人员应有强烈的专业自豪感和荣誉感，热爱专业，忠于职守，做一个真正的白衣天使，做好人类健康的卫士。

（二）工作严谨，一丝不苟

基础护理的质量关系到人的健康和生命。护理人员一定要有严格的作风、严密的方法、严肃的态度对待各项工作，时刻把患者的健康和安危放在首位，切不可随心所欲，无视规章，或机械、盲目地执行医嘱。应经常深入病房巡视患者，密切观察病情变化，严格执行查对制度和各项操作规程，防止差错事故的发生。

（三）互相尊重，团结协作

由于基础护理的普遍性、协调性特点，决定了护理人员的工作与其他医务人员有着广泛而密切的联系。因此，在工作中，护理人员与医生、与其他科室的工作人员、护理人员之间要互相尊重、团结协作。尤其是医护之间，护士不能过分强调护理工作的独立性而忽视医生的意见，也不可过分依赖医生，而放弃该护士主动解决的问题。在彼此协作过程中，还应互相监督，经常开展批评与自我批评，对待别人的忠告、批评和揭发，应抱着虚心诚恳的态度认真对待，只有这样才能不断完善提高。

（四）刻苦学习，精通业务

护理学是一门是自然科学和社会科学相结合的综合性应用科学。加之，随着社会、经济和科技的发展，护理学也在迅猛发展，使护理学的功能和范围不断扩大。护理人员只有终身勤奋地学习，不断更新观念和知识，才能适应护理专业的发展和护理工作的需要，为患者和社会提供满意的服务。

> **考点提示**
>
> 基础护理的特点和道德要求

第二节　心理护理道德

一、心理护理的含义

心理护理是针对患者现存的和潜在的心理问题，运用心理学知识和技术给患者关怀、支持和帮助，以影响或改变患者的心理状态和行为，避免不良刺激，帮助患者建立最佳心理状态，从而调动患者的主观能动性，利于疾病的康复。心理护理是医学模式转变的必然要求。

二、心理护理的特点

（一）身、心、社会相关性

人是生理、心理、社会、精神和文化的统一体，各方面互相作用、互相影响，其中任何一方的失调都会在一定程度上引起其他方面的功能变化，从而对整体的人造成影响。因此，心理护理要想收到更好的效果，还要满足患者其他方面的需要。

（二）复杂性与个体性

心理护理方案的设计需要针对患者的具体情况而定；信息的收集需要通过观察、交谈等方式向患者、知情者了解情况，还要借助心理测试和各种生理仪器的观测；还要对收集的资料进行综合分析，来判断现存的或潜在的心理问题。因此，心理护理是复杂的和个性化的。

（三）广泛性

人是一个开放系统，思想和情感随时都会受内外环境的影响而发生变化。因此，只要有护士与患者的接触，就应有心理护理工作的存在。患者从入院到出院的整个过程，都需要心理护理的参与。这充分体现了心理护理的时空范围非常广泛。

三、 心理护理的道德要求

（一）有强烈的事业心和崇高的职业理想

事业心表现为对工作的无比热爱，是道德信念的体现，是一种无私奉献的敬业精神。护士是人类健康的卫士，生命的守护神。既然选择了这个职业，就应有正确的人生观和价值观，树立崇高的职业理想，热爱护理专业，刻苦钻研护理及相关知识和技能，愿意为护理事业奋斗终生。如果护士缺乏事业心，就是缺乏根本的护理道德。

（二）有高度负责的责任心

责任心是伦理意志的体现。心理护理并不是可有可无的，而是同其他护理操作一样必须认真落实的一项工作。世界卫生组织 2000 年关于《护理工作范畴的报告》中指出：护士在照顾患者的过程中，还应当协助患者和家属克服压力和焦虑。高度的责任心是做好心理护理的关键。每个患者的心理需要不同，护士应认真负责地评估和解决患者的各种心理问题，提供针对性的、人性化的心理护理，满足患者的需要。

（三）有深切的同情心

同情心是道德情感的体现。护士对患者的各种疾苦及心理变化要深表同情和理解。在工作中，应以深切的同情心对待每一位患者，细心观察患者的心理变化，理解患者的各种心理需求，及时解决各种心理问题，减轻和消除患者的心理压力，增强患者战胜疾病的信心，建立起有利于治疗和康复的最佳心理状态。

直通护考

患者，女性，27岁，因交友情感受挫，自服农药，被同伴急送入医院，经医生护士抢救后，脱离生命危险。但患者仍沉默不语，暗自流泪，拒绝进食。护士小王拟对患者进行心理护理。进行心理护理的基础和前提是（　　）。

A. 相互信任　　　　B. 自我介绍

C. 了解病情　　　　D. 观察反应

E. 耐心解释

正确答案：A

（四）尊重患者，保护隐私

不论患者的社会地位、经济条件等如何，均应一视同仁，尊重患者，保护患者的合法权益。心理护理尤其要注意为患者保守秘密。这也是患者的心理需要。患者因为信任护士，才把困扰自己的心理问题，甚至不为人知的心底隐私倾诉出来。否则，会失去患者对护士的信任，不但心理护理难以继续进行，而且还有可能发生意外。对此，护士应负道德或法律责任。但是，如果护士发现患者有伤害自己或他人的意图时，应用妥善的方法处理、干涉。

考点提示

心理护理的特点和道德要求

第三节　整体护理道德

一、整体护理的含义

整体护理是以患者为中心，以现代护理观为指导，以护理程序为基础，并且把护理程序系统地运用到临床护理和护理管理中去的护理工作模式。其目标是根据人的生理、心理、社会、文化、精神等多方面的需要，提供适合个人的最佳护理。

二、整体护理的特点

（一）护理理念的整体性

整体护理以患者为中心，重视患者的生理、心理、社会、精神等各方面的需要。护理理念的整体性要求医护人员对患者全面负责，注重患者身心健康的统一，根据患者的具体情况安排护理工作内容，解决患者的整体健康问题。同时，在护理管理中，也应以整体护理的标准和要求，对护士的服务质量进行不断的监督和改进，评价患者的需要是否达到了最大限度的满足。

（二）护理方法的科学性

护理程序是整体护理的工作框架。它是一种科学的工作方法，使护理服务工作有条不紊，环环相扣，改变了传统的"执行医嘱加常规"的工作方式，突出了护理的专业性、独立性和科学性。

（三）护理工作的主动性和独立性

整体护理要求护士改变工作思维方法，能以整体护理的理念，将所学自然科学、社会人文科学的知识和技能，运用护理程序的方法，应用于分析和解决患者的健康问题，满足患者的健康需求。

三、整体护理的道德要求

（一）勤于思考，独立自主

整体护理是按照护理程序的工作方法，为患者解决问题。为此，护士需要接触患者，深入地了解和评估患者的全面情况，在此基础上做出护理诊断和制定护理计划，并且根据护理计划去实施有关的护理措施、做好护理记录，最后做出护理效果的评价，以上过程不断地循环进行。这就要求护士有独立思考和独立工作的主动性。

（二）勇于承担责任

在功能制护理中，护士协助医生做好诊治工作。而在整体护理中，医生和护士是从两个不同方面直接对患者负责。医生从病的发生、发展、病因、病理以及诊断、治疗的角度对患者负责。护理人员负责解决患者现存的和潜在的对健康问题的反应。包括：收集患者现存的和潜在的健康问题所反应的主观资料和客观资料；对资料进行分析、综合，做出准确、恰当的护理诊断；制定护理计划；采取护理职责范围内的措施；对护理效果进行评估等。因此，护士必须有承担责任的自觉性，是解决问题的先决条件，对护理工作顺利进行具有重要意义，也是整体护理赋予护士的权利和义务。

(三) 不断学习，积极进取

整体护理使护理工作的重点从疾病护理转向以人的健康为中心的护理，从而带来了护理领域中一系列变化：改变了护理研究的方向和内容，除了各项护理技能操作外，还要充实"人"的研究；改变了护士的工作任务，护士不再是被动地、单纯地执行医嘱和护理常规，而是更全面、更系统地了解和解决护理对象的整体状况；改变了护士的角色，护士不仅是护理对象的照顾者，而且是教育者、研究者和管理者；改变了护理管理，不能只从护士出发，也要从护理对象出发，并重视个体差异；改变了护理教育，摆脱了单纯疾病的课程设置，建立了以人的健康为中心的护理教育模式等。这一切都需要护士有刻苦钻研的精神，不断更新自己的知识，提高分析和解决问题的综合能力等，方能适应护理工作的新变化。

(四) 团结协作，密切配合

患者在接受护理时有多方面、多层次的需要，为满足患者需要，解决其健康问题，需要多种专门知识和技能，甚至需要多科室的配合。因此，护士应该具有较强的沟通协调能力和团结协作精神，与相关人员，密切配合。

> **考点提示**
>
> 整体护理的特点和道德要求

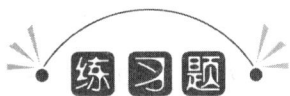

练习题

一、选择题

A₁ 型题

1. 以下各项不属于基础护理特点的是（　　）。
    A. 间断性　　　　　　　　　　　B. 普遍性
    C. 科学性　　　　　　　　　　　D. 协调性
    E. 服务性

2. 整体护理为患者解决问题的工作方法是（　　）。
    A. 独立思考　　　　　　　　　　B. 按护理程序工作
    C. 自觉承担责任　　　　　　　　D. 勇于创新
    E. 执行医嘱

3. 要解决好整体护理的一系列问题，重要的道德条件是承担责任的（　　）。
    A. 科学性　　　　　　　　　　　B. 自觉性
    C. 时间性　　　　　　　　　　　D. 可能性
    E. 持久性

4. 以下不属于整体护理特点的是（　　）。
    A. 系统性　　　　　　　　　　　B. 被动性
    C. 科学性　　　　　　　　　　　D. 整体性
    E. 独立性

5. 通过口头交班、床边巡回交班和书写记录，体现了基础护理的（　　　）。

    A. 常规性   B. 连续性

    C. 整体性   D. 科学性

    E. 普遍性

A₂ 型题

6. 患者，女性，63 岁，突然出现剧烈头痛，伴有喷射性呕吐，很快出现意识模糊，被家属急送入院。护士小李，实施满足该患者日常生活的基本需要，属于护士的角色功能是（　　　）。

    A. 康复计划制定者   B. 健康照顾者

    C. 教育者   D. 患者权益的维护者

    E. 咨询者

7. 患者，男性，45 岁，因外伤致腰髓受损，出现截瘫、尿失禁。护士小张计划对其进行心理护理。心理护理的特点没有（　　　）。

    A. 身、心、社会相关性   B. 复杂性

    C. 个体性   D. 广泛性

    E. 心理护理的执勤性

A₃/A₄ 型题

(8~9 题共用题干)

王某，青年女性，未婚，在车祸伤中轧断了左腿，经医院抢救并做了截肢手术。截肢后，患者经常伤心地抚摸自己残留的肢体，当朋友来看望时，立即用床单将残肢包裹起来，并出现失眠和经常做恶梦。

8. 下列哪项是该患者首要的心理护理内容的是（　　　）。

    A. 及时反馈手术完成情况   B. 正确处理术后疼痛

    C. 帮助患者克服消极情绪   D. 帮助患者做好出院准备

    E. 提供有关手术资料的必要信息

9. 护士为取得患者的密切合作，必须首先维护患者的（　　　）。

    A. 个人尊严   B. 社会地位

    C. 日常习惯   D. 个人嗜好

    E. 主观愿望

二、思考题

1. 基础护理的道德要求是什么？

2. 整体护理的特点及道德要求是什么？

3. 心理护理的道德要求是什么？

第五单元　临床护理道德

要点导航

1. 掌握临床诊疗活动中的护理道德。
2. 熟悉特殊护理的道德要求。
3. 了解临终护理和尸体处置的道德要求。

　　临床护理，主要指护理人员将患者的治疗方案落实到具体的护理实践中，在治疗过程中留心观察病情变化并及时向医生反馈，保证有效、安全地达到治疗效果。临床护理道德，是指护理人员在临床护理过程中应遵循的道德原则和行为规范。护理人员在具体的临床护理活动中虽然分工不同，但无论从事何种护理工作，都必须遵守临床诊疗活动中的基本道德原则和行为规范。

第一节　门诊、急诊护理道德

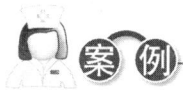

案例

　　男性，55 岁，主诉在家中呕血并感到心慌、头晕。患者面色苍白，BP：80/50mmHg，P：126 次/分。

　　请问：如果你是门诊护士应如何安排就诊？

一、门诊护理道德

　　门诊是医院医疗工作的第一线，是医院面向社会的窗口。为了给广大的人民群众提供优质的服务，使患者得到及时的诊断和治疗，医护人员必须提高自身道德修养，树立良好的职业形象。

（一）门诊护理的特点

1. 组织管理任务重

　　门诊是防治常见病、多发病的窗口，是患者就医最集中的地方，来往人员既多又杂。加之许多初诊患者不熟悉医院的环境和就诊程序，使得门诊拥挤嘈杂、秩序混乱。为了使患者井然有序地就诊，并能及时得到正确的诊断和有效的治疗，门诊的组织管理任务就显得特别重要。护理人员既要做好分诊、检诊、巡诊等工作，还要指引患者去化验、功能检查、取药、注射和其他事务。可见，门诊护理相对于病房护理而言，组织管理任务更重。

2. 预防交叉感染难度大

门诊人流量大，病种复杂，患者比较集中，急慢性患者及携带病菌者在就诊期间，往往和健康人混杂在一起，很难进行鉴别和区分，极易造成交叉感染。所以，预防难度较大。医院感染是一个世界性难题，已引起医学界的普遍关注。因此，护理人员要高度重视院内感染问题，认真做好消毒隔离工作，并对传染病和疑似病例做好疫情报告。

3. 服务性强且服务更具针对性

门诊护理虽然也有治疗工作，但大量的是服务性的工作，需要护理人员主动接待，热情引导、说明，为患者提供耐心细致、热心周到的服务。另外，门诊是各种疾病汇集的场所，这就要求护理人员提供有针对性的医疗保健服务。对不了解医院环境和就医程序的初诊患者，护理人员要做好就诊指导；对复诊患者需要了解其心理状态，做好心理疏导，增强其战胜疾病的信心。

（二）门诊护理道德要求

门诊护理工作包括预检分诊、安排候诊与就诊、治疗、消毒隔离等工作。护理人员从事门诊护理需要遵循以下道德要求。

1. 同情理解，热情关怀

门诊患者本来就因疾病折磨而饱受煎熬，而陌生嘈杂的医院环境也在一定程度上加重了患者的心理负担。尽管患者的病情各异，但是他们希望得到医护人员热情关怀，并尽早解除病痛、恢复健康的心理需求是一致的。因此，门诊护理人员要充分理解、同情患者，主动热情地协助患者就诊，同时介绍一些有关防病治病的知识，使患者感受到关怀。

2. 作风严谨，实事求是

在医疗护理中，门诊护理人员必须尊重科学，实事求是，坚持护理工作的科学和严谨。在护理操作中绝不能粗心大意，在进行护理操作时，严格执行"三查""八对"制度，以减少操作差错。坚持治疗护理严谨、科学，是保障生命安全的基本前提，所以对可疑病情或治疗反应意外，绝不能轻易放过，要让患者留院观察，直到确保安全。

📢 知识链接

"三查七对一注意"

"三查"：操作前查、操作中查、操作后查。

"八对"：查对床号、查对姓名、查对药名、查对剂量、查对时间、查对浓度、查对用法、有效期。

"一注意"：注意用药后的反应。

3. 环境优美，安全舒适

安全、舒适、整洁的就医环境，可以使患者情绪稳定，减轻因等候产生的焦虑感，还可以减少交叉感染，提高诊疗护理效果。因此，护理人员应将环境管理作为门诊护理的一项重要内容，使门诊科室整洁化、就诊秩序规范化、候诊条件舒适化，以利于提高门诊医疗护理质量。

二、急诊护理道德

急诊室是医院抢救突发、紧急、危重患者的场所，是医院第一线的"前哨"。急诊科室医护人员的任务是在最短的时间里，以最快的速度、最有效的措施缓解病情，为进一步治疗争取时间。因此，急诊护理人员不仅要具备丰富的急救知识和熟练的技术，还必须具备高尚的护理道德，争分夺秒地抢救患者，尽力挽救患者的生命。

（一）急诊护理的特点

1. 随机性强

急诊患者发病虽然有一定的规律，但急诊患者的就诊时间、人数、病种、病情危重程度都难以预料，需要急诊护理人员处于常备不懈的状态，时刻做好思想、业务、急救设备和抢救药品等方面的准备，随时准备应对各类急救患者和突发状况的急救需要。

2. 时间性强

急诊患者病情紧急、复杂多变，而且有些患者在接受医疗护理时意识模糊、神志不清，患者本人或家属无法提供明确的病史。又由于情况紧急，不允许按部就班地进行辅助检查，只能进行重点询问和重点检查后，立即投入抢救。因此，急诊护理必须突出一个"急"字，医护人员要清楚地意识到自己是在和时间赛跑，在救治时必须抛开一切杂念，一心赴救，因为赢得了时间，就赢得了生命。

3. 主动性强

急诊患者发病急，病情变化迅速，有些疾病还属于疑难重症，往往涉及多系统、多器官、多学科；既需要急诊护理人员具备敏锐的鉴别能力和多学科知识；又需要根据病情，及时通知有关科室的医护人员进行协同抢救。除了做好必要的准备工作以外，护理人员还要严密监护、细心观察病情的微小变化，为医生的诊断和治疗提供可靠依据。

（二）急诊护理的道德要求

鉴于急诊护理的特点，护理人员必须遵循以下道德要求，并用熟练的急救技术和丰富的临床护理经验，有效地对患者进行抢救及护理。

1. 要有高尚的护理道德情感

急诊患者多是突然发病，患者在肉体遭受折磨的同时，精神也高度紧张。因此，护理人员要有高尚的护理道德情感，急患者之所急，痛患者之所痛，理解患者和家属的痛苦。对患者热情接待、体贴关怀，舒缓患者和家属紧张焦虑的情绪。接诊患者时要沉着、冷静、快速和准确地做出判断，以最优的方案进行救治，争取最佳治疗效果。若患者及家属对护理人员有过激的言行，护理人员要宽容和理解，始终把抢救患者放在第一位。

2. 要有敢于负责的工作态度

急诊患者的抢救常常要冒一定的风险，承担一定责任，护理人员要从患者利益出发，根据病情及时止血、建立静脉通道、洗胃、给氧、人工呼吸、胸外心脏按压、保留送检标本等，并准确无误地做好抢救记录。同时，还要从社会利益出发，处置一些特殊原因致病的急诊患者。如对交通事故或有法律纠纷的患者，要真实地反映病情；对意识模糊的患者，要有慎独精神，一如既往地提供耐心细致的服务；对留院观察的患者，要密切观察，严防意外。

3. 要有密切协作的团队精神

急诊患者的抢救工作往往需要几个临床科室相互协作才能完成，因此，所有参加抢救的医护人员都要发扬团队精神，做到心往一处想，劲往一起使，团结一致、密切配合、相互理解、相互支持，共同完成抢救患者的任务。急诊护理人员作为医疗队伍中不可或缺的一部分，更要发扬积极主动、不怕脏、不怕累的精神，为整体的抢救工作创造有利条件。

三、危重患者护理道德

（一）危重患者护理的特点

危重患者是指病情严重，随时可能发生生命危险的各种患者。危重患者的特点是病情严重、复杂、变化快，生命危在旦夕，甚至不可逆转。所以护理危重患者不仅考验护理技术，更考验护理人员的道德素质。

1. 护理任务艰巨

危重患者病情紧急、危在旦夕，需要得到迅速的救治，但有些患者意识不清、生活不能自理，致使患者不能配合医护人员的救治活动，加大了护理工作的难度。另外，严重的病情使得患者自身和家属承受巨大的心理压力，这为护理人员进行心理疏导增添了许多困难。

2. 对护理人员素质要求高

危重患者的护理难度，决定了护理人员必须具有全面而精湛的护理技能、沉着冷静的心理素质、丰富可行的临床护理与抢救经验，以及较高的职业道德素养。如果不具备这些素质，就难以担负起抢救危重患者的护理重任。

3. 护理伦理难题多

在危重患者抢救护理工作中经常会遇到一些伦理难题，如人道主义与经济效益的矛盾；知情同意与保护患者利益的矛盾；讲真话与保护性治疗的矛盾；安乐死与现行法律的矛盾等。若这些伦理难题出现在护理实践当中，必定会使危重患者的抢救护理出现伦理决策困难，从而影响到医疗护理工作的顺利进行。

（二）危重患者护理的道德要求

救治危重患者是医疗护理工作中一项非常重要的任务，因此，护理人员要在思想、物质等方面做好充分的准备，具体的护理道德要求如下：

1. 果断与审慎

危重患者的病情复杂多变，当遇到紧急情况时，护理人员要果断采取护理应急措施，以免延误抢救时机。当然，果断并不意味着可以不经思考，武断下结论，并贸然行事。正确的做法应该是胆大心细，将果断与审慎相结合，不失时机地救治危在旦夕的患者，挽回他们的生命。对暂时度过危险期的患者，决不能掉以轻心，仍然要仔细观察病情变化，预防并发症或病情反复。

2. 敏捷与严谨

抢救危重患者的时候，护理人员必须有争分夺秒的时间观念，在医生下达医嘱后，快速采取必要的抢救措施。在护理操作尽可能敏捷干练的同时，还要小心谨慎、一丝不苟，切不可惊慌忙乱、草草应对，绝不能因为时间紧迫就违反规章制度和操作规程。

3. 机警与冷静

危重患者的病情瞬息万变、险象环生。在护理过程中，要求护理人员严阵以待、细致观察，机警地发现细微的病情变化，并沉着冷静地应对，与此同时采取相应的抢救治疗措施，使患者转危为安、化险为夷。

4. 理解与宽容

危重患者往往心理压力较大，患者家属也有急躁、焦虑的心理。有时患者或家属会对护理人员无端指责，甚至无理取闹。这就要求护理人员在繁忙的工作中，以宽容豁达的心胸去包容患者或家属失控的情绪和态度，尽职尽责地做好护理工作，发扬护理人员高尚的道德品格。

5. 慎独与协作

在护理危重患者时，护理人员还应该具有"慎独"的精神境界，在单独面对失去自我意识和监督能力的危重患者时，绝不能降低护理标准。对危重患者的救治，光靠护理人员的努力是不够的，还需要其他医务人员的协助才能完成。因此，护理人员一定要有团结协作的精神，与其他医务人员并肩作战。

> **考点提示**
>
> 门诊、急诊和危重患者护理的特点和道德要求

第二节　手术护理道德

手术护理是将基础护理、临床护理与心理护理的相关技术，灵活、综合地应用于接受手术治疗的患者，以使其能顺利地通过手术治疗，早日恢复健康。由于手术患者处在特殊的治疗环境之中，因此，参与手术治疗的护理人员更要对自己高标准、严要求，恪守职业道德。

一、 普通手术护理道德

（一）普通手术患者的护理特点

1. 严格性

手术护理必须严格遵循并执行各项规章制度和操作流程，务必做到精细、认真。手术前、手术中对每位手术患者的用药、输血、手术部位等均要仔细查对，防止用错药、输错血、做错手术部位，尽量杜绝医疗过失。手术结束前必须查对手术器械和敷料，若发现有误，要认真查找，不得轻易关闭伤口。

2. 时间性

手术治疗要求护理人员具有强烈的时间观念，特别是抢救急症和危重患者时，一定为患者尽可能地争取时间，争取存活的希望。术前准备是进行手术的前提条件，手术室护理人员在平常的工作中就应该积极主动，以时刻待命的状态做好手术前的准备。

3. 衔接性

手术治疗的过程，包括等待手术、准备手术、术前护理、术中护理、术后护理等几个阶段，每个阶段的护理任务均由不同的护理人员担任，通过交接班的形式连续进行。护理人员应做到交接清楚、手续齐全，做好各阶段的衔接工作。保证手术治疗过程的连贯性、完整性，严防医疗差错及事故的发生。

4. 协作性

手术患者护理的协作性体现在手术的整个过程中，在手术进行中显得尤为重要。在手术中既需要医生认真娴熟的手术操作，也需要麻醉师精准安全的麻醉，更需要护理人员细致的术中配合。另外，还需要其他技术人员对医疗仪器和设备的细心检查和维护。总之，只有所有医护人员同心协力、密切配合，才能使手术顺利进行。

（二）普通手术患者护理的道德要求

1. 手术前的护理道德要求

（1）知情同意，体贴关怀　手术过程对大多数患者来说可能是第一次经历，由于手术治疗具有必然的损伤性，术后会给患者带来诸如瘢痕、疼痛、器官缺损等变化，再加上有一些意外风险，所以手术前患者往往有紧张、焦虑和恐惧等心理。因此，护理人员要在手术前做好患者的心理护理，使患者对手术知情同意，减轻心理压力，以平静的心态接受手术。同时，还要创造一个清洁、舒适、安静的医疗环境，使患者以稳定的情绪和乐观的态度面对即将进行的手术。

（2）周密细致，全面协调　术前准备是手术前护理的重要环节，也是保证手术顺利进行和成功的必要条件。手术方案一经确定，护理人员就应积极主动地进行术前准备，做到周密细致，万无一失。另外，护理人员还需要协调好与手术医生、麻醉医生、患者及家属之间的人际关系，以确保手术顺利进行。

2. 手术中的护理道德要求

（1）环境安全，体贴入微　患者进入手术室后，往往会更加紧张，对医护人员有生死相托的心情。因此，护理人员要理解、关心患者，可从他们的表情、语言、动作中判断其不安的程度，并适时进行心理疏导。对术中意识清醒的患者，应以温馨的话语和鼓励的眼神，给患者以精神支持和安慰，尽量避免给患者带来不适和不良的心理刺激。护理人员有责任创造一个安全肃静的手术环境，并准确记录术中全部情况，为病房护士和医生进行术后医疗和护理提供必要的参考和依据。

（2）操作熟练，准确无误　手术是高度紧张而又严肃的工作，也是患者生命的转折点，稍有闪失就会造成难以弥补的后果，这就要求所有参加手术的医务人员集中精力、全力以赴。手术护士（器械护士）要密切注视手术操作，并且轻、准、稳、快地传递器械和敷料；巡回护士（台下护士）要认真观察病情，注意手术进度，及时供应所需药品，管理好手术的秩序和环境。

（3）全面清理，认真负责　手术后期，护理人员应认真仔细地清点、核对器械物品，绝对不可掉以轻心、草草应对，杜绝因马虎大意而导致医疗差错；手术结束后，做好与术后护理相衔接的相关工作，自始至终对患者高度负责。

3. 手术后的护理道德要求

（1）严密观察，勤于护理　术后护理是手术成败和防止并发症的关键步骤，护理人员要对患者术后的病情严密观察，如对体温、脉搏、血压等生命指标认真检测，对呼吸器、起搏器等特殊装置认真监护，尤其对大手术和进行全麻尚未清醒的患者，更要勤于看护，确保患者安全度过术后危险期阶段。

（2）减轻痛苦，加速康复　手术后患者最关心的问题莫过于"手术是否成功"，护理人员应平静而自信地将手术结果告诉患者，使其放心休养。另外，患者由于失血、伤口疼痛、身体虚弱，可致其生活不能自理。护理人员要有同情心和爱心，通过适当的护理措施对患者实施躯体和心理护理，鼓励那些术后情绪低落、悲观失望的患者，鼓起生活的勇气。

二、整形外科手术护理道德

（一）整形外科手术的特点

整形外科手术是通过医学手段，对人体组织、器官的残缺、畸形，进行修复和重建，以及对正常人形体的美化和再塑造，达到功能的恢复和重建，形态的改善和美化。普通手术患者与整形外科手术患者存在很大的差异性，前者是由于机体上存在一些病理改变，希望通过手术这种治疗手段切除病变、减轻痛苦，以恢复正常的生理机能，患者对手术没有选择余地，处于被动地位；后者则不是出于解除病痛的目的，他们中的绝大多数在躯体上并没有引起病痛的病理改变，而是对于自己的外形存在心理认同障碍，认为自己的形象没有达到自己的期望，希望借助手术矫正缺陷，达到美容的效果，患者在治疗中处于主动地位，可以自主选择手术方式。

（二）整形外科手术护理的道德要求

整形外科不同于一般外科，整形外科手术护理除了遵循一般的护理道德要求外，还应注意整形外科手术护理的特殊要求。

1. 尊重患者，举止得体

整形外科护理人员首先要尊重患者的人格，不能歧视和嘲笑有先天缺陷或畸形的患者，尤其要注意语言得体，在称谓患者时绝不可以其缺陷来称呼患者，不可在护理过程中对患者抱有偏见。整形外科手术的患者有与常人不同的心态，如心理压力大、敏感多疑、自卑感强等。所以，护理人员对接受整形美容手术的患者要做好心理护理，劝导他们积极乐观地面对治疗和以后的生活。

2. 尊重科学，客观公正

由于整形外科的目的不是治疗疾病、挽救生命，而是维护功能、恢复或改变外形，因而做整形手术的患者总是希望通过手术使他们拥有比原来更美的形态。对此，护理人员应给予理解，并客观、详细地告知患者手术的费用、效果、成功率等情况，使患者在真正知情同意的情况下签署手术协议。坚决避免为了贪图经济利益而夸大手术效果，进行漫天要价等对患者不负责、不公正的做法。

3. 不辞辛苦，任劳任怨

进行整形外科手术的患者，由于术前和术后多有不同程度的功能障碍和不习惯，甚至有的生活技能（如穿衣、吃饭、大小便等）都需要重新学习，所以生活护理任务较重。这就要求护理人员在从事护理工作时，不怕脏、不怕累，不计较个人得失，耐心帮助整形外科手术患者早日恢复正常的学习和生活。

4. 理解支持，体贴关怀

在护理过程中，护士要理解和支持整形外科手术患者对美的渴望和追求。当然，值得注意的一点是，当功能的重建与外形的恢复不能同时兼顾时，应该首先考虑功能的恢复。

> **考点提示**
>
> 普通手术护理、整形外科手术护理的特点和道德要求

随着人们生活水平的提高，人们越来越注重生活质量，整形外科和相应的护理也越来越多地进入了人们的视野。因此，护理人员在进行护理活动时，一定要遵循上述道德要求，更好地服务于患者和社会。

第三节　特殊护理道德

特殊护理道德，是指护理患有特殊疾病的患者应遵循的行为准则与规范。特殊护理涉及到的患者有：精神科患者、传染患者、艾滋病患者以及妇产科和儿科患者等。之所以称他们为特殊患者，不是对其另眼相看、差别对待，而是为了引起医护人员的高度重视，进而做好医疗护理工作。

一、精神科患者护理道德

精神科患者包括精神发育不全、病态人格或患有精神病症的患者。患者常常缺乏自知力和自控力，缺乏自我保护的能力，在发病期间容易发生伤害他人、毁物、自伤行为。精神科患者的这些特点增加了护理工作的难度，如何对待精神疾病患者，就成为了护理道德中的一个重要问题。

（一）精神科患者的护理特点

1. 配合诊疗护理困难

精神科患者大多缺乏对疾病的自知力，不知道自己正患有精神病，对医护人员的诊断和治疗不配合，甚至坚决拒绝、激烈反对。在诊断检查中，还存在诉说病情不准、不全或不会等问题，这给医护人员的诊疗工作增加了很大的难度。

2. 病房护理管理复杂

由于精神科患者在发病期间思想、感情和行为会超出一般人的行为习惯和规范，言行怪异，举止异常，有时还会出现伤人、自伤、毁物，甚至殴打医护人员的情况。有些患者生活不能自理，没有自我保护意识，随时都会有发生意外的可能，需要护理人员全面照顾。所有这些都给病房护理增加了一定的复杂性。

3. 治疗护理效果易反复

精神科患者在发病期间主要是施以药物治疗以控制病情的发展，待症状缓解、趋于稳定后，便逐渐减小药量，再辅以心理治疗和护理，逐步使者的精神状态恢复正

常。但精神病治愈后复发率仍比较高，有些患者甚至终生不愈。因此，在诊疗护理中，如何增进疗效并避免药物的毒副作用，对医护人员而言仍是一个亟待攻克的难题。

（二）精神科患者护理的道德要求

精神科患者的临床表现与其他患者不同，这就要求护理人员对精神科患者的护理不仅要有较高的护理技巧，还需要有较高的护理道德情操。在对精神病患者进行护理时，要恪守以下道德要求。

1. 尊重人格，同情爱护

尊重精神科患者的人格，是对精神科患者进行诊疗和护理的首要要求。1977 年第六届世界精神病学大会一致通过的《夏威夷宣言》中指出，"把精神错乱的人作为一个人来尊重，是我们最高的道德责任和医疗义务"。因此，护理人员对精神科患者要像对待其他患者一样，尊重他们的人格，更要同情和关照他们。尽管精神病患者常常会有一些异于常人的言行而招致歧视和侮辱，但是并不代表他们的人格低下，可以任人欺凌。护理人员要特别注意爱护精神科患者，用真诚的关怀帮助患者进行治疗。

2. 保守秘密，恪守慎独

在诊治精神科患者的过程中，护理人员会接触到患者的一些个人隐私，诸如：患者所处的社会地位、家庭状况、个人生活经历等。护理人员对这些资料应予以保密，不能随意对与治疗护理无关的人员透露，更不能作为自己在茶余饭后的谈资。护理人员还要做到"慎独"的道德要求。由于精神科患者不能对自己的行为做出正确的判断，更不能对医护人员的行为给予恰当的评价，护理人员不能以此为理由降低对精神科患者的护理标准，而应该认真做好本职工作。

3. 端庄正派，正直无私

一些精神科患者由于精神失常，容易产生"钟情幻想"。所以，护理人员在接触异性患者的时候，态度要端庄、自然、稳重、亲疏有度。同时，还要在家属的配合下对患者的随身物品认真清查、妥善保管，绝不能在患者价值观模糊的时期向其索取财物，获取不该得的物质利益。有些精神病患者在幻觉、妄想症的支配下，时常可能发生冲动、伤人或毁物的行为。护理人员要时刻提醒自己，患者的言行举止是病态，要以宽广的胸怀善待患者，包容患者，真正做到正直无私。

4. 精心照料，保证安全

最大程度地保护精神科患者，使其人身安全不受侵害，是精神科护理的重要内容之一。针对精神科患者精神失常的情况，护理人员要对病情严密观察，及时发现患者生活中的问题和病情的发展变化，并采取相应的措施。虽然精神病的治疗方法种类多样，但都或多或少带有一定的强制性，也存在一定的毒副作用。所以在治疗护理中一定要从伦理观点出发，若能实施温和无副作用的心理治疗则尽量不用药物治疗，若能用药物治疗则尽量不用昏迷、抽搐、外科治疗。

二、传染科患者护理道德

传染病是指病原体通过呼吸道、消化道、昆虫叮咬等直接或间接接触途径进入易感者体内，使易感者受感染，进而再传染给他人的疾病。传染病的传染性、季节性、流行性、地方性等特点，决定了传染科工作的特殊性。

（一）传染科患者的护理特点

1. 传染科患者的心理护理任务重

传染病患者的心理问题较多，心理护理任务较重。一方面，患者对所患疾病的性质不了解及对其后果难以预测而焦虑，过分谨小慎微；另一方面，由于发病急剧，患者在没有思想和心理准备的情况下就入院，还被隔离治疗，以往的生活方式及环境被迫改变，会产生被限制感、自卑感和孤独感。另外，社会上对传染患者又有偏见，这无疑更加重了患者的心理负担。

2. 传染病房护理管理难度大

传染病病房常是多种类型的传染病集中治疗的场所，每一位传染病患者都是传染源。为了控制传染病的传播，需要有一套严格的病房管理制度来为其保驾护航。如，对伤寒、痢疾等消化道传染病患者要施行床边隔离，对猩红热、麻疹等呼吸道传染病患者要施行病种隔离；病房应严格执行隔离制度、探视陪护制度；患者出院、转科或死亡后应进行终末消毒等，都必须有一系列完整的程序和严格的规章制度。所以，传染病病房管理难度更大，这也对护理管理人员提出了更高的要求。

3. 对传染科护理人员的道德要求高

在护理过程中，护理人员与传染病患者密切接触（如：做晨、晚间护理，打针，发药，观察病情，清理具有传染性的分泌物、呕吐物、排泄物等），尽管有消毒隔离措施，然而感染的机会仍比较多，这就要求传染科的护理人员要有无私奉献的精神。

（二）传染病患者的护理道德要求

传染病患者除了自身身心痛苦外，还可将疾病传染给他人，甚至造成暴发、流行，严重危害人民群众的健康，甚至影响到国家和社会的安定。因此，传染科医护人员社会责任重大，在护理传染病患者时，需要遵循一定的道德要求。

1. 热爱专业，乐于奉献

传染科护理人员在治愈患者疾病的同时，还承担着社会重任，工作任务光荣而艰巨。然而，传染科护理人员每天都要接触传染病患者，时刻有被感染的危险，这就要求护理人员要忠于职守，有献身精神。尤其是在传染疾病大规模流行的时候，传染科医护人员一定要挺身而出，尽自己最大的努力维护社会公共卫生安全，在服务于社会的同时，体现自己的人生价值。

2. 争分夺秒，全力以赴

传染病具有发病急、进展快、病情危重的特点，易发生并发症，甚至迅速致死。但如果及时使用抗毒素、抗病毒药、免疫血清等疗法，大多数传染病是可以治愈的。这就要求医护人员树立强烈的时间观念，一旦发现病情危重的患者，要早确诊、早隔离、早抢救，抛却一切杂念，争分夺秒、刻不容缓地进行救治。

3. 心理疏导，重建信心

面对社会和舆论的压力，许多传染病患者往往会产生自卑心理，还会产生害怕感染其他疾病的忧虑。正确面对疾病，帮助患者树立战胜疾病的信心，也是传染病护理的重要内容。护理人员不能对传染病患者避而远之，而是在做好自身防护的条件下，热情主动地接近患者，用亲切的语言和热情的态度来感染、影响患者，将心理疏导与药物治疗相结合，帮助患者重建积极生活的信心。

4. 预防为主，强化措施

社会主义护理道德的首要原则就是"防病治病，救死扶伤"，只有有计划、有目的地做好疾病预防工作，才能防止传染性疾病的大规模暴发。因此，应该把疾病的预防工作摆在首要的位置，做好预防接种、消毒隔离及传染病报告和检疫工作，将传染病的社会危害性降到最低。

三、艾滋病患者护理道德

艾滋病是人类近代医学史上最引起人们关注和恐惧的一种疾病，也是一种

目前还不能被治愈的、致命的全球性流行性疾病。它的医学全名为"获得性免疫缺陷综合征"，是由人类免疫缺陷病毒引起的。艾滋病不仅影响到个人和家庭的健康，一旦病毒蔓延开来，还会对整个社会构成威胁。因此，艾滋病的预防与控制工作也已成为全社会的首要任务之一。

（一）艾滋病患者护理特点

患有艾滋病的患者是非常痛苦的，他们不仅生命危在旦夕，随时有死亡的危险，还因为缺乏家人和社会的理解导致心理上焦虑不安。如果艾滋病患者是家庭的主要支撑者，那么他们的家庭就可能四分五裂，子女的成长教育都会成为问题。艾滋病病毒感染者如果怀孕，生出的孩子也有可能感染艾滋病。所以对艾滋病患者进行护理时，护理人员不仅要从患者的角度出发，积极为其诊治，还要考虑到患者进入社会以后，对其他健康人群、乃至下一代人的影响。

（二）艾滋病患者护理道德要求

护理人员在护理艾滋病患者时，应该遵循以下道德要求。

1. 公正对待艾滋病患者

艾滋病可通过血液、性、母婴等途径传播，所以并不是所有的艾滋病患者都是因为性行为而致病的。况且，即使患者是通过性行为感染艾滋病，护理人员也不能带着有色眼镜去对待患者，更不应该掺杂歧视和偏见，而只应该把他们看作是需要护理、照顾的患者，这是护理专业价值观对护理人员的要求。

2. 尊重、关心艾滋病患者

护理人员应该从医学人道主义精神出发，同情、尊重艾滋病患者，并竭尽全力为他们提供科学的、有效的治疗护理。在对待艾滋病患者时要像对待其他疾病的患者一样，平等、友善、尽职尽责。要采取宽容、不歧视的态度，消除患者的恐惧、孤独、愤怒、甚至仇视社会的心理倾向。同时护理人员还要积极参与艾滋病知识的宣传和普及工作，让更多的人认识艾滋病，并远离这种疾病。

3. 保护艾滋病患者的个人隐私

护理人员会因为工作需要接触到患者的一些病历、病史资料，这些资料属于患者

的隐私，护理人员应该予以保密。同时对艾滋病患者的病情、症状及相关情况也要保密。在对艾滋病患者的个人隐私保密的同时，护理人员应及时对发生的疫情向防疫部门汇报，协助上级部门做好疾病的防控工作。

4. 注意职业保护

护理人员在对艾滋病患者护理的过程中，既要注意自我保护，又要注意保护他人。处理艾滋病患者的血液、体液及污染物时必须戴手套，结束后洗手，尤其要注意不能在护理完艾滋病患者后马上护理其他患者。护理艾滋病患者时要全神贯注，严格执行操作规程，避免误伤自己。对使用过的侵入性物品要审慎保管，将其放入特殊容器中，避免对他人造成伤害；对送检的标本要做特殊标记，检验后，经消毒处理后再丢弃。总之，护理人员既要保护好患者，也要保护好他人，同时还要保护好自己。

知识链接

艾滋病的临床症状多种多样，一般初期的开始症状像伤风、流感，如出现全身疲劳无力、食欲减退、发热、体重减少等；随着病情的加重，症状日见增多，如皮肤、黏膜出现白色念球菌感染，单纯疱疹、带状疱疹、紫斑、血肿、血疱等；随后逐渐侵犯内脏器官，出现原因不明的持续性发热，可长达3~4个月，还可出现咳嗽、气短、持续性腹泻便血、肝脾肿大、并发恶性肿瘤、呼吸困难等。由于症状复杂多变，每个患者并非上述所有症状都出现，一般常见一、二种以上的症状。

四、母婴护理道德

母婴护理包括对妇女和儿童患者的护理。在我国，妇女和儿童约占总人口的2/3，因此，做好母婴护理不仅关系到妇女和儿童患者的身心健康，还关系到家庭的和睦幸福及社会的稳定。

（一）妇产科护理道德

妇产科护理不仅关系到妇女的健康，而且影响到子孙后代。因此，从事妇产科工作的护理人员应该重视自身的道德修养。

1. 妇产科护理特点

（1）特定的服务对象　妇产科的服务对象是进入青春期以后不同健康状况的女性，由于女性独特的生理、病理、心理特征，在护理中既要考虑对母亲的治疗作用和副作用，还要兼顾对胎儿和新生儿的影响。

（2）特殊的心理状态　妇产科患者的病变部位多发生在生殖系统，由于部位特殊，再加上一些人受封建意识的影响，患者诊治时常产生羞怯、恐惧心理。因此，护理人员要对患者做好心理护理，用真诚的服务态度解除患者的思想顾虑和心理压力，使其更好地配合诊治。

（3）特殊的工作性质　妇产科工作不仅要为患病的妇女服务，也要为健康的妇女服务。其护理过程不仅关系到妇女性器官的生理和病理变化，还涉及到胎儿和新生儿的生理病理变化，甚至涉及到服务对象的婚姻、家庭问题。妇产科工作也从单纯的妇女疾病的诊治和护理，扩展到妇女权益保护、计划生育、优生优育等关乎到国计民生的社会问题。

2. 妇产科护理的道德要求

妇产科护理工作的特殊性，要求护理人员必须遵循一定的道德要求。

（1）尊重患者隐私，同情体贴患者　妇产科患者患病、妊娠、手术后均会出现一些特有的心理变化。护理人员首先要尊重患者的人格和隐私。当患者出现羞怯、恐惧等心理变化时，护理人员要同情、体谅患者，同时耐心解释检查、治疗的必要性及科学性。要注意保护未婚怀孕而做人工流产的妇女的名誉，在诊疗护理时不能对她们挖苦、讽刺，更不能有意粗暴操作，给患者带来不必要的伤害；对临产妇女应予以同情，通过语言、眼神、动作进行安慰和鼓励，用积极的情绪感染她们，引导她们顺利生产。

（2）热爱工作岗位，热忱服务患者　在妇产科护理工作中，由于随时都会有新生儿降生，护理人员常常不能按时就餐和休息。另外，产妇分娩时的羊水、出血、大便及新生儿窒息时口对口呼吸抢救，产后恶露的观察等，都需要护理人员有不怕脏、不怕累的献身精神。护理人员中绝大多数是女性，有些还担负着繁重的家务，因此工作中要克服许多困难，必要时还需要做出一些牺牲。

（3）严密观察病情，果断处置险情　妇产科护理工作中，由于观察的项目内容多，疾病变化快，要求护理人员认真细致、全面观察。尤其是产科疾病，由于病情变化急剧，更要注意严密观察。如妊娠合并心脏病会突然发生心力衰竭；前置胎盘或胎盘早剥会突然大出血；分娩时突然发生羊水栓塞等。对此，护理人员应该在严密观察的同时，做好各方面抢救准备，防止措手不及发生意外。对产后患者也要严密观察，发现异常及早报告并配合医生进行处理和抢救。

（4）全面关爱患者，促进身心健康　妇产科护理工作涉及到两代人的健康和安全，因此对孕产妇进行治疗要慎重，既要考虑母亲的健康，还要兼顾对胎儿的影响。对产房、婴儿室、手术室要严格管理，确保母婴安全。对于性器官疾病的处置要慎之又慎，如要影响或破坏性功能和生育功能，务必向患者反复说明其利害关系，要尽量做到既减轻病痛，又保全功能。除此之外，还要做好患者的心理护理，对患者高度负责。

（二）儿科护理道德

儿科护理的服务对象是从新生儿到14岁的患者。与成人相比，儿童的生理、病理和心理特征都有所不同，在疾病的诊疗护理上也有差异。因此，儿科护理人员必须遵守相应的护理道德要求。

1. 儿科护理工作的特点

（1）护理内容复杂，难度大　儿科护理不仅要进行技术护理，还要进行心理护理和生活护理。由于患儿缺乏自理能力，需要护理人员照顾他们的饮食起居、卫生和服药等。在治疗护理中患儿往往不配合，为护理工作正常开展增添了困难。加之患儿沟通能力较弱，不能完整、准确地表达病情和需求，也增加了护理的难度。儿童患病住院后，由于环境的改变常常表现出紧张、恐惧、不安和依赖性增强，增加了心理护理的难度。患儿就诊、入院后陪护探视的亲属多，病室人员流动大，病房管理的难度也随之增加。

（2）预防交叉感染的任务艰巨　由于幼儿正处于生长发育状态中，细胞免疫和体液免疫功能较差，比成人易感染传染性疾病，需要一些特殊的保护。因此护理人员必须严格遵守消毒隔离制度和操作规程，预防交叉感染。门诊护理人员必须对患儿进行预诊和分诊，病房护理人员必须对传染病患儿进行隔离，不让患儿串病房，以防交叉感染引起医源性疾病。

2. 儿科护理的道德要求

（1）关爱患儿，体贴入微 尊老爱幼是我国的传统美德，儿科护理人员应爱护、体贴儿童。患儿生病后本来就很痛苦，生疏的医院环境和医护人员，更加剧了患儿的陌生感和恐惧感。护理人员对患儿要亲切和蔼、语气温和，了解他们的生活习惯和爱好，做好心理护理。对生理上有缺陷的患儿，不能轻视、取笑，避免伤害其自尊心。护理人员只有从内心深处关爱患儿，体贴入微地照顾患儿，才能更快地帮助患儿早日康复。

（2）细致观察，审慎从事 由于患儿语言表达和沟通能力有限，不能准确诉说病情，这就要求护理人员在临床护理中经常巡视病房，细致观察病情发展，并采取有效的护理措施，避免发现不及时，而导致病情加重。对新生儿的观察更要认真、仔细，在进行器械检查和治疗护理时动作要准确、轻柔，避免因操作不慎而误伤组织和器官，致使患儿伤残。

（3）认真负责，加强保护 随着计划生育基本国策的贯彻落实，一对夫妇只生一个孩子。因此，一个患儿牵动着几代人的心，护理人员要清醒地认识到肩上的责任。在治疗和护理过程中，由于患儿对药物敏感，儿科用药剂量要十分精确，防止用药不当给患儿带来终身痛苦，同时还要防止发生并发症和副作用。婴幼儿不具备自我保护的能力，易发生烫伤、摔伤等意外伤害。因此，要采取一切防护措施，为患儿的生命和健康保驾护航。

> **考点提示**
>
> 精神科患者护理、传染科患者护理、艾滋病患者护理、母婴护理的特点和道德要求

第四节 临终护理与尸体料理道德

临终关怀与尸体料理的道德问题是护理人员在临床实践中不可回避的伦理问题。人们在生命旅程中注重生命的价值和质量，孜孜以求，但死亡是人类不可避免的归宿。如何让患者在生命走向尽头的时候淡然处之，生命结束后尽可能保持逝者的尊严，引发了人们对临终关怀和尸体料理的道德思考。

一、临终护理道德

（一）临终护理的特点

临终护理主要是做好心理护理和生活护理，使患者在人生最后的岁月中，安详、宁静、有尊严地离开人世。临终护理的目的在于提高临终患者的生存质量，并使家属得到慰藉，减轻他们失去亲人的痛苦和悲伤。总体来说，临终护理的特点表现为：

1. 关注护理而非治疗

虽然救死扶伤是医护人员的使命，但是对于临终患者而言，通过继续治疗挽救其

生命，已经没有太大意义。因此，对临终患者应该采用以照料为主，治疗为辅的方法，最大程度地减轻临终患者的心理和躯体痛苦，让他们在有限的日子里过得更舒适、更有意义。

2. 注重生命质量

临终护理是以提高患者生命质量为宗旨，护理人员要在患者生命剩余的有限日子里，为其提供一个舒适、安静的生活，使患者在有清醒的思维和意识时，在可控的病痛中，与家人共度时光，接受关怀，享受生命的余晖。

3. 注重维护家属身心健康

临终患者家属一般难以接受亲人临终的事实，在生理、心理和社会方面承受着巨大的压力。护士应注意与家属沟通，建立良好关系，取得家属的信任，鼓励其说出内心感受及困难，理解、包容过激言行。指导家属对患者的生活照顾，以满足其照顾患者的需要。帮助解决实际困难，尽量满足患者家属生理、心理及社会方面的需要，以维护其身心健康。

（二）临终患者的心理反应

只有了解临终患者的心理状态，才能更好地进行临终护理。事实上，临终患者在生命的最后旅程中，心理状态是复杂而多变的。美国医学博士布勒·罗斯（Kubler·Ross）通过心理调查，将多数临终患者的心理反应大致分为五个阶段：

（1）否认期　当患者知道自己患了绝症或病情恶化，最初的反应是震惊、恐惧、无法接受，认为可能是医生的错误诊断。在否认事实、逃避现实时，伴有强烈的求生欲。

（2）愤怒期　当疾病事实无法否认时，患者会产生愤怒、抱怨的情绪，甚至将怒气转移到医护人员和亲友身上，拒绝配合治疗。

（3）协议期　患者开始接受自己患病的残酷事实，试图用合作的方式和友善的态度来延续生命。同时期待医生能采取更好的治疗方案，把病治好。

（4）抑郁期　患者已知治疗无望，将不久于人世时，面对许多未完成的心愿会感到极度的抑郁和伤感。

（5）接受期　当临终患者感到一切办法都不能挽回生命时，会把后事安排妥当，然后静静地等待死亡的到来。

（三）临终护理的道德要求

1. 理解和尊重临终患者

临终意味着生命即将终结，在人生的最后一段岁月里，临终患者饱受病痛的折磨，形容枯槁，面容憔悴，从形体上难以反映出其自尊心和自信心。但是只要生命存在，护理人员就应注意维护他们的价值和尊严。在临终护理中，允许患者保留原有的生活方式，尊重并尽量满足他们合理的要求，理解他们因病痛折磨而失常的举止和言行，用真挚、亲切的态度对待他们，使他们在生命的最后时刻享受到人性化的关怀。

2. 做好临终患者的生活护理

由于临终患者病情严重，有的患者卧床不起，有的患者剧痛难忍，护理人员要做好他们的生活护理并非易事。但是无论怎样，护理人员都要照顾好临终患者的最后生活。如为患者创造一个良好的休养环境，为患者提供可口的饮食，保证营养供给，帮助患者做好个人清洁卫生等，这些对临终患者而言有非常重要的意义。

3. 做好临终患者的心理护理

由于每个人人生观、价值观、世界观等方面的不同，致使人们对待死亡的态度也有很大的差异。但临终患者在面对残酷现实时，绝大多数都会表现出焦虑、恐惧、易怒、悲伤等消极情绪。因此，从事临终护理的医护人员在尽量缓解患者的生理痛苦的同时，更要注重对患者的心理护理。护理人员要经常和患者沟通，对消极颓废的患者及时给予鼓励，让他们充满希望地度过最后的时光。

> **直通护考**
>
> 临终关怀的根本目的是为了（　　）。
>
> A. 节约卫生资源
>
> B. 减轻家庭的经济负担
>
> C. 提高临终患者的生存质量
>
> D. 缩短患者的生存时间
>
> E. 防止患者自杀
>
> 正确答案：C

4. 同情和关心临终患者家属

患者的临终过程会给家属带来不同程度的心理压力，也是其家属的痛苦历程。因此，护理人员应对患者家属给予理解和同情，多与家属交流，帮助他们完成患者未完的心愿。患者去世后对其家属进行心理疏导，使他们早日从失去亲人的忧伤和悲痛中解脱出来。

二、尸体料理道德

尸体料理是对临终患者实施整体护理的最后步骤，做好患者生命终结后的身体护理及善后工作不仅是对逝者的尊重，更是对生者的安慰和支持。因此，护理人员应该严肃认真地完成善后工作。

（一）尸体料理的意义

尸体料理是以人为对象所做的最后一项护理，体现了人道主义精神和崇高的护理职业道德。作为一名护理人员，应坚持唯物主义的观点，正确看待一个人的死亡，用严肃认真的态度做好尸体护理工作。人的生物学属性可以随着心跳、呼吸的停止（或脑死亡）立即消失，但它的社会学属性却不会很快消失。逝者虽已失去了生命，但对其亲属而言，将永远铭记于他们的记忆深处，久久不能忘怀。尸体料理是有形的，而料理的态度、方式、方法以及涉及到的伦理学、社会学的范畴是无形的，有形与无形的有机结合即表示了对逝者一生的尊重和对生者心灵的慰藉。

（二）尸体料理的道德要求

尸体料理应在医生检查证实确已死亡，并在医生开具死亡诊断书后立即进行，要防止尸僵及对其他患者的影响。具体来说，护理人员在尸体料理中应遵循以下道德要求。

1. 态度严肃认真

在尸体料理中，护理人员要始终保持对死者尊重的态度，严格按照操作规程进行料理。为了充分利用有限的时间，在操作过程中动作应敏捷果断、准确到位，防止尸体僵硬造成料理上的困难。在做完尸体护理后，不随便摆弄和暴露死者，以示对死者的尊重。

2. 对他人及社会负责

为避免临终患者的死亡惊扰到其他患者，对他人造成恶性刺激，在条件允许的情况下，患者临终前应将其移至抢救间或单间病房，以便死后能顺利进行尸体料理。若病房床位紧张，可用屏风遮挡其他患者的视线，减轻其他患者的恐慌情绪。若传染患者死亡，其尸体料理必须严格按照隔离消毒制度进行，病室及患者生前的一切物品应进行彻底的终末消毒，防止因消毒不严造成传染病的传播。

3. 妥善处理好遗嘱和遗物

护理人员要妥善保管死者的遗嘱和遗物，若死者的遗嘱需要转交给家属或单位领导，护理人员要竭力保护死者的遗愿，切忌乱讲遗嘱的内容。死者的遗物应认真清点并交给家属，如果家属不在，应由两名护士共同清点、做好记录，交专人代为保管，并通知家属认领。切不可将死者贵重物品占为己有，做违背道德良心的事。

4. 做好死者亲属的心理护理

做好死者亲属的心理护理，也是护理人员应尽的道德责任。护理人员要理解家属的悲痛心情，在给予适当机会让他们发泄心中的悲痛后，耐心劝导家属节哀保重。护理人员完成尸体料理后，主动地让亲属与死者做最后的告别，使他们得到心理安慰，尽早从悲痛中走出来，重新面对生活。

> **考点提示**
>
> 临终护理、尸体料理道德要求

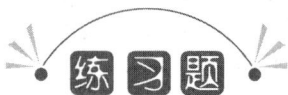

练习题

一、选择题

A₁ 型题

1. 下列不属于手术中的护理道德要求的是（　　　）。

    A. 环境安全，保持肃静　　　　B. 关心患者，体贴入微

    C. 操作熟练，认真负责　　　　D. 减轻痛苦，加速康复

    E. 全面清理，准确无误

2. 下列不属于儿科护理道德要求的是（　　　）。

    A. 关爱患儿　　　　　　　　　B. 细致观察

    C. 保护隐私　　　　　　　　　D. 心理护理

    E. 加强保护

A₂ 型题

3. 患者，男，77 岁，农民。因肺癌入院治疗，检查发现癌细胞已扩散。医生只有采取放疗和化疗相结合的方法，同时提供减轻疼痛的措施。医生告诉患者和家属借此可多延长几个月生命。但患者拒绝继续治疗，因为这样会花掉老两口所有积蓄，患者

想让妻子用这钱作为养老费。妻子则恳请医生坚持为老伴治疗。该案例中，医生以下选择在道德上是最佳的是（　　）。

    A. 尊重患者拒绝治疗的权利，不再治疗

    B. 尊重家属的决定权，实施放疗和化疗

    C. 为减轻患者的痛苦，医院应进行安乐死

    D. 为患者建立家庭病床，实施减轻痛苦的必要治疗

    E. 患者符合临终关怀特征，医院应将患者转交临终关怀医院

A_3/A_4 型题

张女士，32 岁，因畏寒、发热、厌油、恶心呕吐、食欲不振、乏力就诊，诊断为甲型肝炎，收入院治疗。

4. 应对患者采取的隔离方法是（　　）。

    A. 严密隔离　　　　　　　　　　B. 消化道隔离

    C. 呼吸道隔离　　　　　　　　　　D. 接触性隔离

    E. 保护性隔离

5. 对患者采取的隔离措施不妥的是（　　）。

    A. 不同病种患者应分室居住　　　　B. 密切接触患者时应穿隔离衣

    C. 病室应有防蝇设备　　　　　　　D. 不同病种患者书报可借阅

    E. 不同病种患者的食品不可交换

二、思考题

1. 门、急诊护理的特点和道德要求各是什么？

2. 传染科护理的道德要求有哪些？

3. 妇婴护理的特点和要求是什么？

4. 临终护理的道德要求有哪些？

第六单元 公共卫生与康复护理道德

要点导航

1. 掌握社区护理的道德规范。

2. 熟悉突发公共卫生事件的概念及其护理道德规范，健康教育、家庭病床护理和康复护理的道德规范。

3. 了解健康教育、预防接种、社区保健、家庭病床和康复护理的概念。

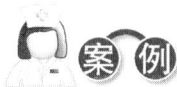

案例

北京大学人民医院急诊科护士王晶事迹

在抗击非典的战斗中，王晶同志临危授命、恪尽职守、忘我工作，置个人生死于度外，在急诊室总能看到她忙碌的身影：她为 SARS 患者输液，她为 SARS 患者调整呼吸机，她为 SARS 患者清理分泌物，哪里有危险，她就出现在哪里，哪里有困难，哪里就有她的身影。当时急诊科没有卫生员，没有护理工，护士又减员，王晶同志克服种种困难带领全组护士出色地完成了护理任务。最后不幸染病，于 2003 年 5 月 27 日 15 时 30 分光荣殉职，终年 32 岁。

王晶的事迹对你有何启示？王晶的行为体现了哪些护理道德？

第一节 突发公共卫生事件应急护理道德

一、突发公共卫生事件的概念

根据国务院 2003 年 5 月 9 日公布施行的《突发公共卫生事件应急条例》规定，突发公共卫生事件是指突然发生，造成或者可能造成社会公众健康严重损害的重大传染病疫情、群体性不明原因疾病、重大食物中毒和职业中毒以及其他严重影响公众健康的事件。如：1918 年在西班牙暴发的造成至少 2000 万人死亡的世界性流感，2003 年 SARS 病毒引起的传染性非典型性肺炎，2009 年在全球范围内大规模流行甲型 H1N1 流感。

二、突发公共卫生事件应急护理道德规范

（一）不畏艰险，救死扶伤

在突发公共卫生事件发生后，护理人员始终要把广大人民群众的生命安危放在首位，在任何情况下，都要敢于承担风险，敢于担负责任。在抗击"非典"的斗争中，广大医务人员、科研人员挺身而出，甚至有的医务人员不惜献出了宝贵的生命，表现出崇高的道德情操。

（二）面对生命，以人为本

在应对突发公共卫生事件时，护理本身就是一项崇高的人道主义实践活动。近几年发生的大规模传染病中，党和政府始终强调维护人民群众的身体健康和生命安全，把广大人民群众的根本利益放在首位。

直通护考

突发公共卫生事件是指突然发生，造成或者可能造成社会公众健康严重损害的重大（　　）。

A. 医疗机构事故

B. 社会治安事件

C. 消防安全事件

D. 群体不明原因疾病事件

E. 群死群伤安全事件

正确答案：D

（三）防病治病，尊重科学

应对突发公共卫生事件要坚持实事求是，护理人员应以科学的态度确定病源、对待疫情、采取措施，强化公共卫生突发事件的预测预报能力；护理人员应充分发挥科学技术的作用，加强对检测手段、防治药物、防护设备以及疫苗的研究。

（四）现场抢救，勇敢敬业

应对突发公共卫生事件时，护理工作是在残酷、艰辛和危险的环境中进行的，要最大限度地挽救和护理患者，就需要护理人员克服困难，充分发挥自己的专业技能和聪明才智。临危不惧，沉着应对；实事求是，尊重科学；无私奉献，顽强拼搏；万众一心，敢于胜利。如，用鲜血和生命铸就的抗击"非典"的精神，就是新时期护士敬业精神的充分体现。

（五）应对突发，通力协作

公共卫生突发事件的应对处理是一项复杂的社会工程，需要各部门的相互支持、协调和共同处理。救治的过程不能有任何松懈、怠慢和不负责任的现象发生。护理人员更应有高度的责任心和科学观，尽最大可能将患者发生的情况，在最初阶段予以处理和科学预测。

（六）危机处理，民族一心

处理突发公共卫生事件要大力弘扬万众一心、众志成城、团结互助、同舟共济、迎难而上、敢于胜利的民族精神。如，在抗击"非典"斗争中，各级党政领导高度重视；广大医务人员站在抗击"非典"的最前线；社会各界以各种方式支援抗击"非典"的斗争；全国各地相互支持，协同作战。所有这些都是民族精神的充分体现。

考点提示

突发公共卫生事件的应急护理和道德要求

第二节 预防接种与健康教育道德

一、 预防接种护理道德

（一）预防接种的概念及其特点

1. 预防接种的概念

预防接种是预防传染病的有效方法，是用人工方法将生物制品接种到人体，使人体产生对抗相应的细菌或病毒的抵抗力，从而预防某种传染疾病。计划免疫是指按照年龄有计划地进行各种预防接种。儿童计划免疫是保护儿童健康，增强儿童抵抗力的一项重要措施。

2. 预防接种的特点

（1）主动性 预防接种要求护士为了群众的健康，自觉主动送医上门。

（2）全面性 预防接种以全体人群为服务对象，包括患者、残疾人、健康人。

（3）自觉性 预防接种工作的许多环节都需要护士自觉、独立完成。

（4）迟缓性 预防接种的效果有的需要很长时间来判断，不易被人们认识。

（二）预防接种的护理道德规范

（1）极端负责，满腔热忱 每个预防保健护理人员必须清楚地认识到正确的预防接种，是防治传染性疾病的重要措施之一；自己在工作中所做出的社会群体"诊断"，开出的社会大型"处方"，其社会效果巨大而深远。护理人员必须具有高度的责任感，在接种中做到不漏、不错，并做好普及和宣传工作。

（2）尊重科学，实事求是 "尊重科学"要做到：①根据传染病学特点，正确的确定对象。②严格掌握禁忌证（如发热及急性传染病、活动性肺结核、糖尿病等）。③对接种反应要正确对待和迅速处理。

"实事求"是要做到：根据人口谱、疾病谱及历年的预防接种经验，主动配合卫生医师精细地制定和推行人工免疫计划和免疫接种程序。

（3）团结一致，通力协作 预防接种不仅要对社会负责，也要对接种对象个人负责。这就需要医务人员、有关社保人员等各方面参与，积极配合，团结一致，通力合作，才能取得良好的效果。

二、 健康教育护理道德

（一）健康教育的概念及其特点

1. 健康教育的概念

健康教育是有计划、有组织、有评价的系统干预活动，它以调查研究为前提，以传播健康信息为主要措施，以改善对象的健康相关行为为目标，从而达到预防疾病、促进健康、提高生活质量的最终目的。护理健康教育是健康教育大系统的一个分支，是护理人员针对患者或健康人群所开展的具有护理特色的健康教育活动。

2. 护理健康教育的特点

（1）护理健康教育是护理尤其是社区护理中最基本、最重要的组成部分。

（2）护理健康教育不仅是一种宣传手段，而且也是一种护理和治疗手段。

（3）护理健康教育是护理知识、技能和教育手段的有机结合。

（二）健康教育的护理道德规范

（1）坚持人人健康，人人参与的原则，自觉履行健康教育责任　护士要坚决贯彻预防为主的方针，树立"大卫生观"，把护理服务由医院扩大到社区，开展有利于社会成员身心健康，有利于保护生态环境的活动。坚持人人健康，人人参与的原则，把增进人类健康作为自己的道德责任和目标。

（2）坚持科学的态度，完善知识结构，开展健康指导　护理人员应不断学习，完善自己的知识结构，在进行健康教育过程中，要以科学的观点、理论和知识解释客观现象，坚决同迷信、巫医、一切不科学的宣传作斗争；更不能为了追求经济利益夸大某些药物、疗法、仪器的实际效用。

（3）坚持以人为本，尊重服务对象，树立服务意识　健康是人人都应享有的权利，护理人员要树立人本理念，尊重每一位服务对象，不能厚此薄彼。

（4）坚持以基层和农村为重点，服务基层，服务农村　按照1996年12月中共中央、国务院关于卫生工作的决定精神，要把医疗卫生工作的重点放在农村和基层，健康教育也应如此。虽然改革开放以来农村卫生水平有了较大提高，但农民的卫生知识水平还比较低，尤其"老、少、边、穷"地区。因此，面向广大农村和基层的卫生知识宣传是我们护理人员义不容辞的重要责任。

> **考点提示**
>
> 预防接种和健康教育的道德要求

第三节　社区医疗保健与家庭病床护理道德

一、社区保健护理道德

（一）社区保健的概念

社区保健是一项综合性卫生保健服务，主要面向城乡基层，实行初级卫生保健，其目的是帮助社区居民预防疾病、促进康复、增进健康。内容包括：搞好当前主要卫生问题的宣传教育；预防疾病；开展包括计划生育在内的妇幼保健活动；治病防残，促进患者恢复健康。

（二）社区保健中的护理道德规范

（1）礼貌待人，热情服务　从事社区保健的护理人员对待任何人，都应一视同仁，热情服务。无论服务对象的态度、举止如何，护理人员都应文明礼貌对待，向其做好宣传和解释工作，尊重每一个人享有的卫生保健权利，全心全意为社区群众服务。

（2）任劳任怨，真诚奉献　由于预防工作具有效益滞后性的特点，社区卫生保健工作往往是辛苦了很长时间却难以见到成果，产生效益的周期性很长，所以卫生保健工作不容易被理解和支持，有时甚至会遭遇阻力。因此，护理人员应具备任劳任怨、真诚奉献的品质，认真、踏实地做好每项工作。

（3）严于律己，认真负责　从事社区保健的护理人员在各项工作中应严格要求自己，以科学的态度认真对待每一件细小的事情。严格执行规章制度是保证工作效果、杜绝差错事故的重要环节。

（4）钻研业务，不断提高　社区卫生保健的特点之一是综合性服务，护理人员所面临的保健服务工作不像在医院临床工作那样过细分科，因此应具备多学科的理论知识和技能，才能做好该项工作。

二、 家庭病床护理道德

（一）家庭病床的概念

家庭病床是以家庭为护理单位，选择适宜在家庭环境中进行医疗或康复的病种，让患者在熟悉的环境中接受医疗和护理，既有利于疾病的康复，又可以减轻家庭经济负担和人力负担。

（二）家庭病床护理的道德规范

（1）平等待人，尊重患者　家庭病床面向社会服务，不管患者居住地的远近、社会地位的高低、经济条件的贫富、宗教信仰的差异等，护理人员都应以患者利益为重，一视同仁。

（2）忠于职守，按时服务　护理人员应随时为患者着想，严格要求自己，严格执行护理计划。在工作中，护理人员应遵守时间、遵守诺言，无论遇上刮风下雨的天气，还是与自己个人的利益发生冲突的情况，都应以患者利益为重，按时上门服务，准时为患者治疗与护理。

（3）言行谨慎，恪守秘密　家庭病床要求护理人员经常深入患者家庭，对所了解到的患者家庭情况、经济情况、个人隐私等应保守秘密，不能参与患者家庭内部矛盾。护理人员对于患者及其家属所提出的问题，答复应准确、简明扼要、通俗易懂，避免因言语不慎而造成不必要的误解和纠葛，甚至给患者带来不必要的伤害。

（4）勤奋学习，刻苦钻研　家庭病床护理工作内容的广泛性，要求护理人员不仅应有专业知识，还应具备多学科知识，例如心理学、社会学、预防医学等。护理人员还应掌握不同年龄阶段的各种疾病患者的临床特点和护理措施，避免偏科。

（5）明确目标，协同一致　家庭病床的病种多样，为了达到使患者尽快康复的目标，各科室需要互相支持、积极配合。在为患者提供护理服务时，护理人员应细致地交接班，遇到患者临时有事外出，应另约时间及时补诊和护理；对无表达能力的患者，做完护理工作后，应给家属留言，以便取得其家属的合作。护理人员及患者家属之间应团结一致，共同协作，促进患者康复。

考点提示

社区保健和家庭病床的道德要求

第四节　康复护理道德

一、康复护理的内容及特点

（一）康复护理的概念

康复护理是在康复医疗计划下，为达到全面康复的目标，通过护士和康复医生及有关的专业人员共同协作，对残疾者、老年病、慢性病且伴有功能障碍者，进行适合康复医学要求的专门护理和各种专门的功能训练，以预防残疾的发生与发展及继发性残疾，减轻残疾的影响，以达到最大限度的康复，并使重返社会。

（二）康复护理的内容

（1）尊重患者，做好心理沟通　伤病残者一般均有明显的心理活动，表现为情绪低落、压抑、自卑，有的人甚至会轻生，也有的人脾气暴躁、心烦，对将来不抱信心，甚至产生反社会行为。康复护理人员首先应与伤病残者进行心理沟通，友好相处，尊重患者，帮助患者树立勇气与信心。

（2）协助康复治疗，做好功能训练　伤病残者有的卧床，有的因肢体伤残而活动受限，护理人员除协助康复医生治疗外，还应帮助患者进行被动活动，保持关节的功能，防止发生畸形；护理人员还应耐心帮助患者训练，以恢复日常生活的必要活动能力。

（3）定期家访，做好长期服务　伤病残者在医院接受了基本的康复治疗、护理和功能训练后，仍须在家中继续锻炼和巩固。康复是一个长期的过程，有时因锻炼不得法或某些原因会出现反复，使康复过程延长，甚至给伤病残者带来负担和痛苦。因此，康复护理人员应走出医院，定期去伤病残者家中探访，了解患者的需求，进行业务训练指导。

（三）康复护理的特点

（1）连续性　伤残者的康复通常是一个漫长过程，除短期住院治疗外，还需门诊、社区、家庭病床的治疗或家庭康复指导，这是一个连续的纵向服务过程，如：截肢者、失语和偏瘫者需长期的康复服务。

（2）协调性　现代康复经常采用由多专业、多学科组成的康复治疗协作组的工作方式，按照"功能训练、全面康复、重返社会"三项原则对患者进行康复治疗。包括医学康复、教育康复、社会康复和职业康复等领域。

（3）整体性　残疾者、老年病和慢性病患者除了身体结构或功能障碍外，还存在着程度不同的心理障碍。因此，除了对患者的身体康复外，还必须重视心理康复。

（4）侧重自我护理　康复护理侧重于自我护理，即在病情允许的条件下，通过引导、鼓励、帮助和训练残疾患者，充分发挥其潜能，同时鼓励家属参与。重点做好残存功能、日常生活能力和使用辅助用具的训练，使他们能够部分或全部地照顾自己，以使其适应新的生活，重返家庭和社会。

二、康复护理的道德要求

（一）热爱本职，同情和关心患者

由于康复工作具有长期性和艰巨性的特点，因此康复护理人员首先要热爱本职工

作，只有热爱和安心于此项工作，并同情和关心患者，才会产生搞好康复护理的良好动机和增强克服困难的毅力，从而献身于康复医学护理事业。

（二）刻苦钻研，提高康复护理技能

康复涉及的知识面很广，要做好医学康复护理工作，不仅应掌握基本的医学知识、康复技能，还应掌握医学心理学、社会医学、预防医学等多学科的知识。因此，护理人员应刻苦学习，提高护理患者的综合能力，做个好的全科护理人员，才能给予患者治疗护理、心理护理、功能恢复训练，从而达到预期康复目标。

（三）给予关怀，树立高度的责任感

因为伤残和肢体活动受限，患者往往在日常生活中行动不便，例如穿衣、洗漱、进餐、大小便等都需要他人周到的帮助，甚至会长期依赖这些帮助，所以护理人员应耐心与尽责地对待患者，真心实意地为患者提供生活上的帮助。在对意识不清、失语等无法主动配合的患者进行护理时，护理人员自觉履行职责，发扬慎独精神，全心全意做好康复护理工作。

考点提示

康复护理的特点和道德要求

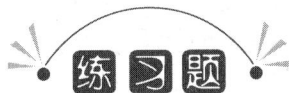

练习题

一、选择题

A₁ 型题

1. 以下各项不属于康复护理特点的是（　　）。
   A. 间断性　　　　　　　　　B. 连续性
   C. 整体性　　　　　　　　　D. 协调性
   E. 侧重自我护理

2. 预防接种的特点不包括（　　）。
   A. 主动性　　　　　　　　　B. 主观性
   C. 全面性　　　　　　　　　D. 自觉性
   E. 迟缓性

A₂ 型题

3. 张护士到患者王某家为其做护理时，不符合道德规范要求的是（　　）。
   A. 平等待人，尊重患者　　　B. 忠于职守，按时服务
   C. 言行谨慎，恪守秘密　　　D. 勤奋学习，刻苦钻研
   E. 协助解决患者家庭矛盾

二、思考题

1. 护士在处理突发公共卫生事件中有何责任？应遵循哪些护理道德规范？
2. 护士在预防接种工作中的道德要求是什么？
3. 健康教育和家庭病床护理的道德要求是什么？
4. 康复护理的道德要求是什么？

第七单元　护理管理与护理科研道德

要点导航

1. 掌握护理质量管理、护理安全管理中的护理道德。

2. 熟悉护理人员管理、护理科研的护理道德。

3. 了解护理管理、护理科研的概念，护理道德在护理科研中的意义。

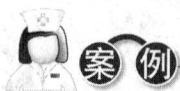

案例

某科研小组，利用中、重度哮喘的患者，给不同剂量的呋塞米雾化吸入治疗进行单盲人体试验。自愿参加的受试者在实验前停用平喘药一天，除有明显低氧血症的患者给予30%氧气吸入外，均不加用其他药物。治疗组给不同浓度呋塞米生理盐水溶液雾化吸入，对照组仅给生理盐水雾化吸入，观察4h。结果：治疗组85%有效；对照组除1例起效，其余无变化；82%的受试者肺功能较前恶化。

问：此案例符合人体试验的伦理道德要求吗？

第一节　护理管理道德

重视和研究护理伦理在护理管理中的作用，有助于改善护理管理，提高护理质量。

一、护理道德在护理管理中的应用

（一）护理管理的概念

护理管理是为了提高护理质量，系统地应用护士潜能、有关其他人员、设备、环境和社会活动的过程。护理管理分为技术管理和组织管理两个方面，以技术管理为重点。技术管理包括建立、健全各项护理技术管理制度和质量标准，保证实施安全、可靠、准确、有效的技术；组织管理包括建立、健全医院护理指挥系统，确定护理管理人员的职权范围，制定各项护理制度。

（二）护理道德在护理管理中的作用

1. 护理道德是护理管理目标实现的必备条件

护理管理的目的是提高护理质量，提高护理工作的效率。只有良好的护理作风和服务态度才能保证患者的利益和护理质量。因此，护理道德是护理管理目标实现的必备条件。

2. 护理道德是提高护理质量的有效保证

现代护理非常重视心理、社会因素对人体健康的影响。护理人员高尚的道德，会促使护理人员自觉地忠于职守，主动地为患者服务，重视各种影响因素，并严格地遵守各项规章制度，防止发生护理差错和事故，提高护理质量。

3. 护理道德是协调护理管理人际关系的伦理基础

在协调护理管理中的关系时，特别是护患关系，良好的护理道德可帮助护士与患者之间形成平等尊重的新型护患关系，帮助患者从过去的被动服从，到今天的主动参与，成为对自身健康负责的主人。护理人员还充当医生与患者之间、医技人员与患者之间的中介角色，良好的护理道德可形成平等互助的新型医疗人际关系。护理道德在协调医疗人际关系中起着重要作用。

二、护理管理的道德要求

（一）护理质量管理的道德要求

（1）健全组织和制度，严格管理　护理质量的提高，需要日常考核与集中检查相结合，及时发现问题并立即纠正。要做到年有计划，季有安排，月有重点，周有日程，使护理质控管理规范化、精细化、科学化。管理者在执行过程中，要积极发挥检查、监督职能，护士之间应相互监督，以提高护理质量管理。

（2）加强教育，树立"质量第一"观念　护理质量管理要严格控制，使每个环节、每个细节都标准化管理，达到要求。利用多种形式对护理人员进行以患者为中心、质量为第一、向服务要效益等教育，从而提高护理人员的自我约束力，达到提高质量的目的。

（3）加强基础质量，重视环节质量管理　加强对影响护理质量的重要环节的管理。如，基础护理、重症护理、护理文书、查对与交接制度、健康教育等环节的质量控制。严格质量考评考核，实行数字化管理，以数据反映优劣，立足目标，狠抓环节，从而使护理质量得到可靠保证。

（4）严格终末质量管理，实施双重激励　既需要建立一套全面有效的管理考核标准，分别对临床各科的护理质量、医德医风、服务态度、消毒管理、科研信息等进行考核；又需要调查患者的满意度，由患者对护理质量作出评价。在双重评价、激励机制下，促进护理人员重视和提高护理质量。

（二）护理安全管理的道德要求

（1）严防医院感染，健全监督检查　医院的感染管理是一个复杂的系统工程，为了实现预防和控制医院感染这个大目标，必须实施科学而有效的管理。护理管理系统应当认真完成控制医院感染的职能，通过定期检测、随时抽查等途径，深入科室了解情况，以此评价医院感染的护理管理状况。根据各方面的信息，及时分析和处理存在的问题，使医院感染的各项预防措施持续处于良好的运行状态。

（2）加强教育培训，提高人员素质 定期进行安全教育与专业培训是搞好护理安全管理的保障。为提高护理人员安全素质，护理部必须从教育入手，对各级人员进行医疗、护理安全的培训。只有护理人员都理解护理安全意义、掌握具体要求和实施方法，才能使护理安全的各项计划和措施变为行动，才能切实避免医疗事故、减少医疗差错的发生。

（3）强化高危人群，重视安全管理 医院是各种患者聚集的地方，不同的患者在住院期间又接受不同诊疗措施。如，气管插管、动静脉插管、留置导尿、手术、放疗、化疗、内窥镜检查和介入治疗等，自理能力和自身免疫力有不同程度的下降。因此，应评估患者，重视高危人群，避免物理、化学和生物性损伤。如：对住院的老年患者需特别加强安全护理，防摔倒、防坠床，并做好生活护理等。

（三）护理人员管理的道德要求

（1）公开招聘，引入竞争机制 对护理人才的招聘、培养、提拔要坚持公平竞争、择优录取的原则。借用竞争机制，鼓励自学成才、重视拔尖人才的培养。敢于提拔、破格晋升和重奖有突出贡献的护理人员。

（2）转变管理观念，重视人才资源 护理人力资源的管理必须转变管理模式，强调以"人"为中心，把人作为活资源进行开发，切实营造一个能够使护士不断学习、不断获得发展和积累知识的环境。关心护理人员的成长，充分发挥其能动性和创造力。

（3）提高素质，实施人才机制 把聘用护士纳入继续教育管理对象，以继续教育为途径，重视人文素质的培养，重视解决护理问题能力的培养，使其成为适应新形势要求的复合型人才。尊重人才、爱护人才，对不同职称等级人员，确定不同的培养方向，使护理队伍整体素质提高。

（4）营造空间，完善各项待遇 对聘用护士实行人事代理制，统一办理档案托管手续，为其今后在社会上合理交流以及参加职称考试、职称资格认定创造便利条件。完善各项待遇，充分调动各级各类护士的积极性，提高工作效率，完成护理目标。

（5）结构优化，规范组织人员 制定《医院聘用护士管理办法》，严把"四关"，即录用关、培训关、考核关、续聘关。根据医院的功能和任务，制定护士编制，量才使用，配置合理，人才组合结构优化，从而提高工作效率。

> **考点提示**
>
> 护理管理的道德要求

第二节 护理科研道德

只有高尚的护理科研道德才能推动护理科研的发展，达到科研的真正目的。

一、护理科研的特点及道德意义

（一）护理科研的概念

护理科研是护士为了反映和揭示人体的健康、疾病及其防治中的本质和规律，就护理的理论和实践，而开展的护理科学领域的研究与探索活动。

（二）护理科研的特点

1. 实用性

护理研究的成果作用于研究对象—人。所以，对人的本质、规律的研究，单纯地用生物医学的规律、模式和方法难以阐明和解释，还必须用医学心理学和社会医学等规律去研究说明，只有这样护理研究成果才能适合人的需要。

2. 复杂性

护理科研的对象是人。由于人的生理、心理和社会性的个体差异，决定了护理科研的复杂性。

3. 广泛性

现代护理学的研究向多方向扩展，即从院内临床护理研究向院外社区护理研究发展；从生理、病理角度研究向心理、康复护理的研究发展；从疾病护理研究向整体护理研究发展。因此，护理科研的内容十分丰富和广泛。

（三）护理科研道德的意义

（1）护理科研道德是促进护理事业发展的思想前提　护理科研是关于生命科学的研究工作，其科研对象和目的的特殊性，决定了护理科研不同于其他科研工作。因此，要求护理科研人员必须具有促进护理事业发展的坚忍不拔精神，以及全心全意为人民健康服务的崇高理想。

（2）护理科研道德是取得护理科研成果的有效保证　护理科研工作者只有具有高尚的道德情操，才能精勤不倦、勇于创新，也才能不断拓新研究领域，日益丰富研究内容，取得伟大的科学成就。

（3）护理科研道德是协调护理科研关系的伦理基础　护理学是一门综合科学，因此决定了护理科研也是一项集体创造的活动。高尚的护理科研道德是联系护理科研人员的纽带，化解各种矛盾的基本方法，创造科研环境的重要条件。因此，需要护理科研工作者谦虚谨慎，尊重同道，团结协作，正确处理同事之间、个人与集体之间的关系。

（4）护理科研道德是净化护士心灵的高效制剂　高尚的护理科研道德可引导护理人员在科学研究中坚持实事求是，保证科研工作的严肃性与科学性。

（5）护理科研道德是展示护士才智的最佳平台　高尚的护理科研道德，能使护理人员自觉地把为人类造福作为护理科研的根本宗旨，能端正护理科研动机，把握正确的科研方向；高尚的护理科研道德，能够激发护理人员勇于开拓、奋力进取，敢于攀登护理科研的高峰。

二、 护理科研道德规范

（一）目的明确，献身科学

护理科研人员必须有坚定的科学信念、为人民健康服务和振兴祖国护理事业的正确方向，才能取得科研上的成果。从实验设计到具体研究方法必须符合科学原则。科学的道路上没有坦途可走，面对挫折和失败，护理科研工作者更要百折不挠、不断进取，勇于攀登，乐于奉献。

（二）实事求是，尊重科学

著名科学家达尔文有句名言："科学就是整理事实"。为了保证诚实原则在护理科研中得到真正的贯彻，在科研中要严格要求科研人员必须做到：认真观察实验，如实记录各项观察指标和数据；准确判断影响实验结果的各种客观因素，不得隐瞒或编造；在进行实验总结、撰写科研论文时，要尊重客观事实。

（三）谦虚谨慎，团结协作

谦虚好学应是每一个护理科研者在工作中衡量和约束自己研究行为的道德标准，体现在善于向书本学习、虚心向他人学习、勤于向实践学习。由于护理科学技术的高度发展，要求科学工作者在实际工作中必须进行多学科联合，相互团结协作，这样才能有所发现、发明和创造。

> **直通护考**
>
> 护士进行护理科研过程中首先应该考虑的是（　　）。
>
> A. 尊重研究对象的权利
>
> B. 研究对象的心理感受
>
> C. 是否保密
>
> D. 休养环境的舒适性
>
> E. 满足研究对象的各种要求
>
> 正确答案：A

（四）善待成果，造福人类

护理科研在一定条件下，有自己特定的保密范围，国家为此制定了科学技术保密规定和专利法，以保护国家、集体和个人的合法权益。但是，科学研究是全人类的共同事业，科研成果是人类的共同财富。所以，护理科研工作者要把全社会、全人类的整体利益和长远利益放在首位，正确对待保密的问题，为人类健康服务。

（五）维护受试者的权益

进行人体试验时，必须把维护受试者的权益作为首要准则。当患者的利益与科学研究发生矛盾时，应以患者利益为重。即在护理科研过程中，首先应尊重研究对象的权利。

> **考点提示**
>
> 护理科研的道德要求

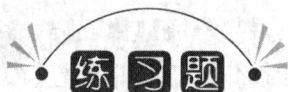

练习题

一、选择题

A₁ 型题

1. 护理科研道德规范不包括（　　）。

    A. 目的明确，献身科学　　　　　B. 实事求是，尊重科学

    C. 谦虚谨慎，团结协作　　　　　D. 不能引用他人科研成果

    E. 善待成果，造福人类

2. 护理质量管理的道德要求不包括（　　）。

    A. 实行组织保证，确保制度健全　　B. 加强素质教育，提高质量意识

    C. 加强基础质量，重视环节质量　　D. 严格终末质量，实施双重激励

E. 严防医院感染，健全监督检查

3. 以下属于护理科研特点的是（　　　）。

    A. 内容单一　　　　　　　　　　B. 开展容易

    C. 起步晚、起点低　　　　　　　D. 广泛性

    E. 无损伤性

4. 不属于护理道德在护理科研中的意义的是（　　　）。

    A. 促进护理事业发展　　　　　　B. 取得护理科研成果的保证

    C. 不顾一切地获得科研成果　　　D. 协调护理科研关系

    E. 净化护士心灵

二、思考题

1. 护理道德在护理管理中的作用是什么？护理管理应遵循哪些道德规范？

2. 护理科研的特点及道德意义是什么？护理科研应遵循哪些道德规范？

第八单元　现代医学发展中的道德问题

要点导航

　　1. 掌握现代生殖技术在医学应用中的伦理原则、器官移植应遵循的伦理原则、脑死亡的标准、脑死亡及安乐死的伦理意义。

　　2. 熟悉生育控制技术中的伦理原则、安乐死的定义。

　　3. 了解器官移植的指导原则、基因治疗的伦理原则。

　　现代医学技术快速发展，已广泛应用于各种医疗活动中，如现代生殖技术、器官移植、基因工程等，为治疗疾病、保障健康提供了更加有效的途径和手段，改变着人们传统的观念和生活方式。当然，任何科学技术的使用都是一把双刃剑，由高新技术的广泛应用所带来的伦理道德问题也越来越引起了社会的普遍关注，加强伦理的思考和规范，对护理人员有着极其重要的意义。

第一节　现代生殖技术应用中的道德问题

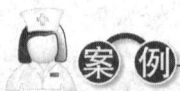

案例

　　广州一对富商久婚不孕，2010 年借助试管婴儿技术培养了 8 个胚胎全部成功，夫妇最终找来两位代孕妈妈，再加上自身共 3 个子宫来孕育胎儿，并于 2011 年先后顺利产下 4 男 4 女八胞胎，先后花费近百万元。目前，这个家庭共雇佣了 11 个保姆照料八胞胎的生活起居。

　　问：你如何看待该事件？试进行伦理分析。

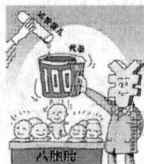

广州八胞胎事件

　　现代生殖技术的普遍兴起，在一定程度上改变了人类的自然生殖过程，为人类有意识的控制自身生产提供了诸多手段和方法。由于这些技术涉及到人的生殖、生育、生存权利，因此不可避免的出现了伦理上的问题，引发了道德上的争议。

一、 生育控制技术中的道德问题

（一）生育控制的含义

生育控制是指对人的生育权的限制，通过避免和终止妊娠等方法，干预人类的生殖过程。

（二）生育控制的方法

生育控制的方法主要有：避孕、人工流产、绝育。

避孕是用一定的技术和方法防止怀孕的措施，是生育控制的主要手段之一。目前应用的避孕方法主要包括人为控制法和自然控制法。人为控制法，指使用避孕药物和避孕器具避孕；自然控制法，是根据妇女生殖系统周期性的正常生理变化，避开易受孕的排卵期进行性生活，达到自然避孕的目的。

人工流产指采用人工方法，把已经发育但还没有成熟的胚胎和胎盘从子宫里取出来，达到结束妊娠的目的。通常使用的方法有药物和手术两种。人工流产影响到女性的身心健康，只能作为生育控制的补救措施。

绝育指对男性输精管或女性输卵管实施手术，阻止精子和卵子的结合，达到永久避孕的生育控制措施。

（三）生育控制的伦理问题

1. 避孕的伦理问题

（1）避孕技术的使用会不会引起性关系的混乱？因为人们不必担心意外怀孕，性关系远比过去自由，是否容易导致婚前、婚外性行为增多？

（2）避孕技术的使用会不会导致更多的人工流产？因为避孕失败可施行人工流产，所以有人认为倡导避孕技术会导致人工流产增多。

（3）避孕技术的使用会不会导致女性不愿意承担生育的现象增多？避孕在一定意义上的确把婚姻和生育分离开来，这种分离可能会导致有些人只图寻求性快乐而不愿意承担婚姻责任，放弃生育的义务。

2. 人工流产的伦理问题

（1）胎儿是不是人，有没有人的权利？有的人认为胎儿也是人，拥有成人一样的权利，人工流产是不道德的，甚至是非法的。也有的人认为，胎儿是母体上的一块组织，胎儿没有任何权利，人工流产可以在任何妊娠期间进行。

（2）人工流产会不会导致性别选择泛滥，造成男女性别比例失衡？如果人们受传统观念"重男轻女"思想的影响，普遍使用性别选择技术的话，就可能造成男女比例失衡，引发一系列的社会问题。

3. 绝育的伦理问题

绝育割裂了婚姻和生育之间的必然联系，用过去的观点来看是不道德的。但是从绝育的目的和效果来看，无论对个人还是社会都是有利、合理的。它对于控制我国人口的数量，保证我国社会协调可持续发展，保障人们的生活水平，都起到了很好的作用。

（四）生育控制的伦理原则

1. 避孕的伦理原则

（1）知情选择。医护人员要通过宣传、培训、指导等途径，使育龄群众了解常用的避孕方法，充分考虑到适应证和禁忌证，选择最佳的避孕方式。

（2）安全有效。医护人员在提供避孕技术时，要充分考虑到服务对象的健康状况、劳动强度及生理周期等因素，确保避孕方法安全有效。因为一旦避孕失败，就可能进行人工流产术，从而给服务对象带来不必要的身心伤害。

（3）跟踪随访。对于避孕效果，应切实予以跟踪随访，如果避孕失败，要及时进行早期的人工流产。

2. 人工流产的伦理原则

（1）知情同意，自愿选择。医护人员在实施人工流产术前，应充分尊重受术者的意愿，告知手术方案，让受术者在充分知情的情况下自主做出选择，签订知情同意书。

（2）严肃认真，高度负责。术前要做到诊断准确；术中要严谨细致，一丝不苟，确保手术安全；术后要予以体贴，精心护理。

（3）执行政策，遵纪守法。要严格执行国家有关政策，不得参与非法的人工流产和引产，不得私自堕胎。要按规定妥善处理流产胎儿，避免引起法律纠纷。

（4）尊重人格，严守秘密。医护人员对于任何受术者，均要尊重其人格，做到不歧视、不训斥。同时要严守秘密，保护受术者的隐私。

3. 绝育的伦理原则

（1）详细介绍，知情同意。由于绝育可致一个人完全丧失生育能力，故医护人员应在术前向受术者详细介绍手术方案、手术后果，合理选择绝育对象，以受术者自愿为前提实施绝育手术。

（2）认真手术，防止并发症。医护人员要有熟练的操作技术，认真施行手术，避免并发症、后遗症的发生，维护绝育者的利益。

二、现代生殖技术中的道德问题

（一）现代生殖技术的概念

现代生殖技术（也叫人类辅助生殖技术）是指运用医学技术和方法对配子、合子、胚胎进行人工操作，代替自然生殖过程，以达到受孕目的的技术方法。包括人工授精、体外授精和无性生殖三大领域。

（二）生殖的分类

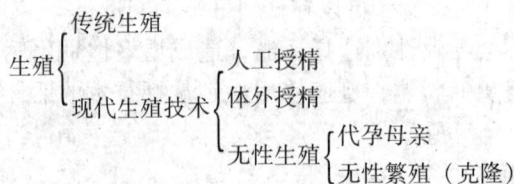

生殖 —— 传统生殖 / 现代生殖技术 —— 人工授精 / 体外授精 / 无性生殖 —— 代孕母亲 / 无性繁殖（克隆）

1. 人工授精

人工授精是指用人工方法将精液植入女性生殖道，以取代性交途径使其妊娠的一种方法。

人工授精有同源人工授精和异源人工授精两种。凡是精液来自丈夫的为同源人工授精（AIH）；凡是精液来自供体（或第三者）的为异源人工授精（AID）。同源人工授精，适用于丈夫性生活射精不能和精子状况不良症，以及妻子输卵管异常或子宫位置异常等；异源人工授精，适用于丈夫无生殖能力（无精、精子死灭症）、有严重的遗传病以及因血型不合而出现的习惯性流产或不育症。

知识链接

人工授精历史悠久，1844年第一例供精人工授精获得成功，1954年美国首例干冰冻精子人工授精成功。我国首例冷冻精子人工授精、丈夫精液人工授精分别于1983年、1984年获得成功，人工授精技术发展迅速。

2. 体外授精

体外授精，又叫体外授精－胚胎移植技术，是指从女性体内取出卵子，在器皿中培养后，加入经技术处理的精子，待卵子授精后，继续培养，到形成早期胚胎时，再转移到子宫内着床，发育成胎儿直到分娩的技术。

知识链接

用体外授精技术生育的婴儿称为"试管婴儿"。1978年7月25日在英国诞生世界上第一个试管婴儿路易斯·布朗，2013年她将欢度第35个生日。

3. 代孕母亲

代孕母亲是指代人妊娠的妇女。其方法是将他人的授精卵植入子宫或用人工方法使该妇女怀孕妊娠，分娩后婴儿由委托人抚养，并支付一定的报酬，代孕母亲出现于20世纪70年代。

4. 无性繁殖（也称克隆）

无性繁殖是指生物体并不是通过性细胞授精，而是通过无性繁殖产生与自己相同遗传性状的后代，也简称复制。1997年2月27日，克隆羊"多利"在英国诞生，这标志着人类利用细胞克隆动物进入了一个崭新的阶段。

（三）现代生殖技术中的伦理问题

1. 人工授精的伦理问题

（1）传统的亲子关系的影响。特别是对异源人工授精争议较大，异源人工授精的应用使父亲与子女之间的生物学联系发生了分离，孩子与受者丈夫之间没有血缘关系，谁是孩子真正的父亲？

（2）血亲通婚的危险。异源人工授精中，供精者的精子可能被很多妇女接受，这样出生的孩子长大后可能出现通婚现象，酿成血亲通婚的恶果。

（3）非婚妇女可否进行人工授精？虽然美国等西方国家认为可以接受独身女性的"非婚生育"，但多数国家对此行为不赞成，甚至明文反对。我国明确规定，医护人员不得对单身妇女实施人工辅助生殖技术。

2. 体外授精的伦理问题

（1）谁是孩子的父母？借助于体外授精技术，一个孩子可能有供卵者、代孕者、抚养者三位母亲和供精者、抚养者两位父亲，那么谁在道德和法律上具有权利和义务？

（2）代孕母亲是否合乎伦理？所谓代孕母亲，是指替别人怀孕并生育的妇女。赞成者认为代孕母亲取得一定报酬，自愿代替别人生育，在道德上无可厚非。反对者认为这种做法把子宫商品化，把代孕者当成了生孩子的机器，是对女性的不尊重。我国卫生部2001年8月1日起施行的《人类辅助生殖技术管理办法》明确规定：医疗机构和医务人员不得实施任何形式的代孕技术。

（3）对人口控制的影响。体外授精者为了提高受孕率往往植入多个成熟的受精卵而怀多胞胎。据统计，世界各地以试管婴儿的方式怀孕的女性中30%生育了多胞胎，其生育多胞胎的概率远远高于正常怀孕妇女，从而可能对我国的人口计划控制政策产生影响。

📢 知识链接

❧ 试管宝宝 ❧

2012年7月2日，欧洲人类生殖与胚胎学学会在土耳其首都伊斯坦布尔举行的第28届年会上宣布，自从34年前人类首个试管婴儿诞生以来，试管婴儿技术已经给人类增添了500万人。世界上首个试管婴儿路易斯·布朗1978年在英国诞生，如今她已经是一个男孩的母亲。现在全球每年开展约150万次辅助生殖技术，并成功孕育出约35万名婴儿，成功率约为23%。如今试管婴儿技术越来越被视为不育治疗的主流，夫妇不再羞于通过这种方式生育子女。

3. 克隆技术的伦理问题

克隆技术的兴起与运用，尤其是克隆羊"多利"的诞生，表明了人类距利用克隆技术复制出人类自身仅一步之遥。但是否可以将克隆技术用于人类，则在世界范围内引起了广泛关注和争论。

（1）克隆人违反了生物进化的自然规律。优胜劣汰是生物进化的自然规律，而对个体的单纯复制显然违反了这种自然法则，可能导致人种的退化。

（2）克隆人技术的不安全性。目前克隆人的安全性完全没有保障，技术上如今还有未解决的一些难题。克隆人的生命质量无法得到保证，这样的克隆人一生是痛苦的。

（3）造成人伦关系的混乱。克隆人失去了父母与子女之间血缘骨肉之情，还存在提供克隆细胞的人与克隆人之间如何称呼，其他人与克隆人之间是什么关系等等伦理问题。

由于克隆人引起的诸多问题，绝大多数国家明确表示，禁止或者严加限制生殖性克隆。2002年3月4日，联合国召开特别委员会会议，首次制定了禁止生殖性克隆国际合约。我国于2004年制定的《人类辅助生殖技术和人类精子库伦理原则》也规定，医护人员不得实施生殖性克隆技术。

（四）现代生殖技术中的伦理原则

1. 知情同意原则

医护人员在术前必须征得接受者夫妇双方的同意，告知存在的风险。对于供精者，决不能用欺骗和强迫的手段获得精液，供精者如有配偶，还应征得其妻子的知情同意。

2. 维护供、受双方和后代利益原则

捐献精子、卵子和胚胎者对出生的后代既没有任何权利，也不需承担任何义务。受方夫妇为孩子的父母，承担孩子的抚养和教育的义务。

3. 互盲和保密原则

供精者与医护人员、供精者与受术方、供精者与授精出生的孩子之间必须保持互盲。尽量避免不利于夫妻感情，不利于孩子身心健康，不利于家庭和谐的因素。对供精者和授精者的有关信息保密。

4. 维护社会公益原则

严格贯彻我国人口和计划生育政策法规，不得对单身妇女实施人工授精，不得实施非医学需要的性别选择，不得实施代孕技术等等，以维护社会健康发展。

5. 严防商品化原则

供精者应以无偿自愿捐献为目的，禁止以营利为目的的供精行为。精子库的精子不得作为商品进行市场交易。

第二节　器官移植与基因诊断、治疗的道德问题

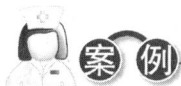

案例

2011年7月，17岁的高中生小王隐瞒家人在网上找到黑中介，卖掉了自己的一个肾，用得到的钱买了"苹果"手机和iPad2。小王回家后因为身体变得越来越差被家人发现，其母亲赶紧报案，多名犯罪嫌疑人先后落网。实际上，"受体"所出的价钱为15万元再加1万美元，而小王仅得到2.2万元，剩下的全部由黑中介、黑医生等瓜分。经鉴定，小王的伤情构成重伤、三级伤残。

问题：试对该案例中肾移植存在的伦理问题进行分析。

生命科学和生物技术在21世纪的科技领域中具有广阔的发展空间。器官移植、基因诊断和基因治疗等技术在医学领域中的研究和运用发展迅速，为诊断、治疗和预防疾病，提高人类的生活质量和健康水平，起到了至关重要的作用。但同其他高科技技术在医学中应用一样，器官移植、基因诊断和治疗技术也存在着一系列的技术、社会、伦理和法律上的问题。

一、器官移植中的道德问题

（一）器官移植的含义及现状

人体器官移植，是指摘取人体器官捐献人具有特定功能的心、肺、肝、肾或胰腺等器官的全部或部分，将其植入接受人身体以代替其病损器官的过程。

器官移植从20世纪50年代开始发展，已经成为临床上挽救危重患者生命的有效手段。我国先后开展了心、肝、肾多种器官的移植手术，已经达到世界先进水平。目前，

器官移植的关键问题是器官的来源问题，可供移植的器官一直处于供不应求的状态。我国《人体器官移植条例》明确规定任何组织或者个人不得以任何形式买卖人体器官，不得从事与买卖人体器官有关的活动；并明确规定活体器官的接收人限于活体器官捐献人的配偶、直系血亲或者三代以内的旁系血亲，或者有证据证明与活体器官捐献人存在因帮扶关系形成亲情关系的人员。

（二）器官移植中的伦理问题

1. 器官供体的伦理问题

（1）活体供器官　活体供器官的成功率和存活率相对较高。但对供体来说，人体器官如心、肝、肾等都是人体生存不可或缺的重要器官，不管在任何时候，以任何理由从健康的活体身上进行摘除，从伦理上来讲都是不人道的。

（2）尸体供器官　是目前器官供体的主要来源。尸体供器官存在的主要问题：一是受传统观念、宗教信仰的影响，多数人不愿意死后捐献器官；二是死亡的判定标准。从技术上来讲，器官移植要求供体的器官越新鲜越好，传统的心跳、呼吸停止作为死亡的判定标准显然影响到供体器官的质量。三是对死者家属的影响。由于患者去世后，患者家属处于极度悲伤的情况下，医务人员提出摘取器官的要求不符合情理，易伤害死者家属的感情。四是当死者生前没有提供遗体器官捐献的意愿，但又无反对的表示，应如何处理？如果推定同意，会引发一系列的伦理和法律上的问题。

（3）胎儿供器官　胎儿的器官、组织和细胞移植是目前医学上治疗帕金森病、糖尿病、镰状细胞型贫血病的重要手段。胎儿供器官的争议主要表现为"胎儿是不是人"的问题，如果是人的话，胎儿就不应该被作为手段、工具加以操纵；如果从人的社会属性与生物属性有机统一的观点出发，那胎儿就不能被作为一个人来看待，用胎儿组织进行移植无疑是符合道德的。

2. 器官受体的伦理问题

主要涉及到器官的分配问题。有限的供体与需求量多的受体存在着突出的矛盾，以什么标准来分配器官？目前，通常使用的分配标准有两个：

（1）医学标准　由医务人员根据医学科学发展的水平和自身的医学知识经验做出判断。包括两种：①临床医学标准，适应证、适宜年龄、无影响移植成功的因素、组织配型良好；②大医学标准，预期寿命、个人行为、生命质量。

（2）社会标准　是在根据医学标准仍不能确定受者的情况下才使用的标准，主要指根据受者社会价值的大小来确定获得器官的资格。包括对社会的重要性、对周围人的重要性、以往对社会的贡献、等待时间。

直通护考

选择器官移植受术患者的标准，不包括（　　）。

A. 医学上的适应证和禁忌证

B. 患者的年龄

C. 患者的家庭角色

D. 患者职位的高低

E. 以往对社会的贡献

正确答案：D

（三）器官移植的伦理原则

1. 安全保障原则

器官移植是一项高度复杂的现代医学技术。在进行手术前，应充分权衡风险和收益二者关系，尽量避免对供者和受者可能造成的伤害。

2. 知情同意原则

术前要全面告知供者和受者双方手术风险、技术难度等信息。供者必须是自愿捐献，不受任何威胁利诱和外在强制性压力。

3. 公正原则

在可供移植器官供不应求的情况下，器官分配特别要注意公平公正，使捐献者的器官发挥最佳的效用，避免仅考虑有无支付能力或职务高低等情况。

4. 非商业化原则

基于人类生命的尊严和器官商业化可能造成的严重后果，应坚持人体器官的无偿捐献原则，不参与任何有偿买卖行为。

二、基因诊断治疗中的道德问题

（一）基因诊断和治疗的含义和现状

1. 基因诊断和治疗的含义

基因是决定生物体的所有生命现象的最基本的因子，它是生物细胞中具有遗传效应的脱氧核糖核酸（DNA）分子序列的总称。

（1）基因诊断　是临床医学领域中一种全新的诊断方法，它能直接探查某种基因的缺陷，从而对人体健康状况和疾病作出判断。基因诊断的优势在于它不仅能对某些疾病作出确切诊断，还能帮助我们了解疾病的未来发展趋势。

（2）基因治疗　指通过基因转移技术将外源性正常基因导入到患者病变部位的目标细胞，纠正或取代有缺陷的基因，最终达到治疗某种疾病的目的。目前，对一些单基因遗传病、自身免疫疾病的基因治疗取得了一定的疗效。

2. 基因研究的现状

从 1985 年美国科学家提出的人类基因组计划（HGP）开始，基因医学技术的研究成果层出不穷，2003 年 4 月，中、美、日、德、法、英等 6 国科学家宣布人类基因组序列图绘制成功，共耗资 27 亿美元。目前，人类基因组计划已进入到"后基因组计划"阶段，即进入到研究功能基因组阶段。

（二）基因诊断和治疗的伦理问题

1. 基因诊断的保密问题

如果通过基因诊断发现患者有遗传病，那么医护人员是否应为患者保密？如果为患者保密，是否会损害其配偶、未来出生孩子的利益？如果不为患者保密，影响到患者的工作、婚姻、保险等，那么医护人员是否负有责任？

2. 基因治疗的安全性问题

基因治疗的过程中，最终按照人们的需要表达成功的机率还很低。同时在治疗的过程中，还有产生新病毒的可能，被处理过的病毒与未经确定的病毒如果发生重组会极具感染力，那时人类将无法进行有效控制而威胁人类社会。

3. 医疗费用增加的问题

目前基因治疗虽然取得了一定的治疗效果，但需要花费大量的人力、物力和财力。对此，有人对高昂的医疗投入与微薄的收益提出异议。

4. 生殖性基因治疗的问题

生殖性的基因治疗有根除疾病的垂直传播或遗传的可能，但也会改变人类生命的多样性，甚至导致非人类性状特征出现，这是我们所不能接受的；另外，生殖性基因治疗的滥用倾向可能导致遗传决定论或反人类的优生学。为此，世界各国已普遍叫停。

（三）基因诊断和治疗的伦理原则

1. 尊重患者原则

对于通过基因诊断发现有基因缺陷的患者，医护人员应像对待其他患者一样，尊重其人格。不能把患者仅仅作为治疗和实验的对象，更不能在某种利益或压力的驱动下损害患者的利益。

2. 知情同意原则

在实施基因诊断和治疗之前，医护人员必须向患者或家属做出相应的解释，让其充分了解相关信息，在知情同意的前提下实施基因诊断和治疗。

3. 不伤害原则

基因诊断和治疗中，如果技术操作不当可能给患者造成一定程度的伤害，要求医护人员要确保技术操作方案的科学性和安全性。

4. 保守秘密原则

应对患者的基因信息保守秘密，否则可能导致基因缺陷者被社会歧视。但也可在征得患者同意后适当在一定范围内解密。

第三节　安乐死的道德问题

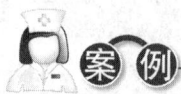

案例

1999年11月，贵阳市一位年仅22岁的晚期肝癌患者因不堪病痛折磨，通过媒体向全社会公开吐露了自己的心声："谁能帮我实现安乐死？"，在社会上引起了极大的震动。

2001年4月，西安的9名尿毒症患者联名投书当地媒体，请求有关部门准予安乐死："我们是身患肾衰竭、尿毒症的患者，多年来我们靠每星期进行2～3次血透治疗来维持生命。疾病折磨着我们的肉体，沉重的经济压力压得我们喘不过气来。我们急切恳请政府建立有关法律、法规，联系有关医院，准予我们安乐死。如能得到协助，我们愿将尸体捐献给医疗事业以表感激之情。"

问题：请结合这两组患者的安乐死请求，谈谈自己的看法？

死亡是生命活动的终止，也是一切生命的必然归宿。人类究竟应该以什么样的标准来界定死亡？人有生的权利和生的尊严，那么人有没有死的权利和死的尊严，应该如何面对安乐死？随着现代医学科学的发展，人们对这些问题的科学认识和伦理思考也不断深入。

一、死亡标准

（一）传统的心肺死亡标准

在传统的死亡概念中，人们一直把心肺功能作为判断生命存在最基本、最重要的特征，以心跳、呼吸停止作为死亡的标准，也称心肺死亡标准。

然而，随着现代医学科学的发展，新技术、新设备在临床中得到了广泛应用，如心肺复苏术、体外循环机、器官移植手术等完全可以维持一个生命垂危的人保持在非心死或非肺死的状态。如一些大脑已受到不可逆损伤的患者，可借助心脏起搏器、人工呼吸机而能继续维持心跳和呼吸；一些心脏停止跳动的患者可通过心脏移植而重新复活等。这些都说明了传统的心肺死亡标准具有显而易见的局限性，促使人们不得不重新去思考和探讨新的死亡标准。

（二）现代脑死亡标准

现代医学研究证明，大脑是人体生命不可置换的主宰器官，大脑功能不可逆的停止，也就意味着自我意识不可逆的丧失，生命也就此终结了。1968 年，美国哈佛大学医学院提出了脑死亡的诊断标准：①对外部刺激和身体内部需求毫无知觉和完全没有反应；②自主运动和自主呼吸消失；③诱导反射消失；④脑电波平直或等电位。排除体温低于 32℃ 及刚服用过大量巴比妥类中枢神经系统抑制药物后，经 24h 内多次检测无变化即可判定为脑死亡。同年，世界卫生组织也公布了脑死亡的标准，强调死亡包括大脑、小脑和脑干在内的整个脑功能不可逆丧失。

现在世界上近 90 个国家承认了脑死亡的鉴定标准，一些国家还制定了明确的《脑死亡法》。目前，由于受传统观念、科学技术和家属情感等多方面因素的影响，我国公众还难以接受脑死亡的概念，国家对脑死亡的定义及标准尚无法律规定，虽然长期以来许多专家和学者一直多方呼吁为脑死亡立法，但脑死亡立法还没有走出实质性的一步。

（三）倡导脑死亡标准的伦理意义

1. 有利于更加科学的判定死亡

脑死亡意味着机体各种器官在不久的将来很快会出现死亡，而且这种变化是不可逆转的，人的生命本质特征如人的意志、信念、情感等已完全消失，加之目前的器官移植技术尚无法对大脑进行移植，因此，使用脑死亡标准更能准确反映生命的完全终结，比传统的心肺死亡标准更具有科学性。也有利于正确鉴别真假死亡状态，及时抢救假死亡状态患者。

2. 有利于合理地利用卫生资源

许多脑死亡患者借助现代医疗技术和设备仍然可以维持心跳和呼吸，消耗着大量的卫生资源，花费巨大。如果执行脑死亡标准可以节约卫生资源，有助于卫生资源的合理有效利用，适时终止无效的医疗救治，并减轻患者家属的经济和精神负担。

3. 有利于器官移植技术的发展

目前，我国的某些器官移植技术已达到世界先进水平，但供体器官质量明显不高。按照脑死亡标准对供体做出死亡诊断，便能为移植技术提供高质量的器官，提高器官移植的成功率，使接受器官移植的患者获得新生。

4. 有利于道德和法律的责任确定

人的死亡是一个从器官到组织到细胞的复杂的不可逆转的生命物质系统崩溃过程。确定一个人死亡的关键是要找到生与死的临界点，这关系到何时停止抢救可以免于法律、伦理责任的问题。脑死亡标准的确立，将为法律、伦理处理此类问题提供科学依据，有效防止和正确处理此类医疗纠纷。

二、安乐死

（一）安乐死的定义

安乐死一词源于希腊文 euthanasia，原意为无痛苦的幸福死亡或有尊严的死亡。从医学伦理学的角度，安乐死可以定义为：身患不治之症的患者在垂死状态下，由于精神和身体的极度痛苦，在患者及家属的要求下，经医生鉴定认可，用医学方法使患者在无痛苦状态中结束生命。目的在于使患者避免死亡时的痛苦折磨，代之以相对舒适和幸福的感觉，以改善患者濒死时的自我感觉状态，维护其死亡的尊严。

（二）安乐死的分类

1. 按照安乐死的执行方式分类

分为主动安乐死和被动安乐死。主动安乐死是指通过医生或他人之手，运用药物或其他办法，主动结束患者生命，让其安然舒适死去的措施，又称积极安乐死。被动安乐死是指终止维持患者生命的一切治疗和抢救措施，不再给予积极治疗，而仅仅给予减轻痛苦的适当治疗，任其自行死去，又称消极安乐死。

2. 按照患者的意愿分类

分为自愿安乐死和非自愿安乐死。自愿安乐死是指患者本人明确表示要求安乐死的愿望，根据患者的愿望所实施的安乐死。非自愿安乐死是指患者本人没有表示过愿意安乐死，主要是针对那些无行为能力的患者（如婴儿、昏迷不醒的患者等），其本人因缺乏行为能力无法做出安乐死的请求，而是根据患者家属愿望所实施的安乐死。

（三）安乐死的伦理争论及立法现状

1. 安乐死的伦理争论

（1）支持安乐死的观点　①人有生的权利，也应该有选择死亡的权利。②患者的病情已不可逆转，与其花费高昂的代价让其痛苦的活着，不如让其有尊严的、舒适安然的死亡，这对患者本人是人道主义的体现。③人的生命应该是有质量、有价值的，安乐死让无质量、无价值的患者终止生命，符合生命质量、价值论的观点。④结束必然要死亡的生命，不仅可以免除患者的痛苦，而且能减轻其亲属的在精神和经济上的负担，还可以避免卫生资源的不必要浪费。

（2）反对安乐死的观点　①医生的职责是救死扶伤，尽量延长患者的生命，而安乐死是变相杀人。②生命是神圣的，生存是人的基本权利，任何时候也不能主动剥夺患者的生命。③随着医学科学技术的发展，患者存在治愈或好转的可能，不可救治就不救治，不利于医学科学的进步。④安乐死是消极的生命态度，是悲观绝望的生命观。

2. 安乐死的立法现状

西方国家首先倡导安乐死，经过长达半个多世纪的争论，现在有的国家已经开始认可安乐死。2001 年荷兰议会上议院通过了安乐死法案，成为世界上第一个使安乐死合法化的国家。2002 年，比利时参众两院也表决通过了安乐死法案。但迄今为止，绝大多数国家还没有真正迈出立法这一步。

我国在 20 世纪 80 年代初期开始有介绍安乐死的文章出现，1986 年，陕西汉中发生了我国首例安乐死诉讼案例，历时 6 年才判决，引起了社会各界的强烈反应。虽然我国越来越多的民众对安乐死持肯定态度，但受风俗传统、宗教信仰及地域差异等因素影响，我国安乐死立法的实现仍任重而道远，需要全社会的共同努力。

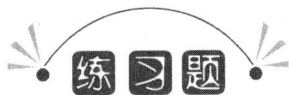

练习题

一、选择题

A₁ 型题

1. 下列（　　）不属于人工辅助生殖技术带来的伦理问题。
   A. 精子、卵子、胚胎可否商品化
   B. 代孕技术是否可以使用
   C. 非婚单身女性可否使用相应技术生育孩子
   D. 谁应该是孩子的父母
   E. 有严重缺陷的新生儿可否实施安乐死

2. 我国反对以克隆人为目的的任何实验和举动，下面原因不够准确的是（　　）。
   A. 克隆人是对人权和人的尊严的挑战
   B. 克隆人不符合我国的生育政策
   C. 克隆人将扰乱社会家庭的正常伦理定位
   D. 克隆人的安全性在伦理上也难以确认
   E. 克隆人违反生物进化的自然发展规律

3. 对脑死亡标准的认识，正确的是（　　）。
   A. 确立脑死亡标准就是为了可以尽早把患者作为器官供体，及时获得高质量的器官
   B. 脑死亡标准一经立法，就应立即废弃传统死亡标准
   C. 制定脑死亡标准是因为传统心肺死亡标准判定死亡不够准确
   D. 采用脑死亡标准很难使医务人员免除杀人的嫌疑
   E. 采用脑死亡标准会加速患者的死亡

4. 针对器官短缺现象，最值得提倡的途径是（　　）。
   A. 胎儿器官　　　　　　　　　　B. 克隆器官
   C. 尸体捐赠　　　　　　　　　　D. 自愿捐献
   E. 器官买卖

A₂ 型题

5. 患者胡某，男，72 岁，因肝癌晚期住院接受治疗。由于不堪病痛的折磨，其本人多次向主管医生提出安乐死，均被医生拒绝。胡某只有以拒绝治疗的方式期望摆脱

难以忍受的痛苦。医生的做法（　　）。

    A. 符合医学人道主义的要求

    B. 是对患者的生命负责

    C. 体现了生命的神圣性

    D. 我国法律没有授权医务人员可以帮助患者实施安乐死

    E. 体现了社会对人的生命价值的尊重

6. 某大医院眼科医生第二天要为一位患者做角膜移植手术，当天晚上发现准备的角膜不见了，若患者第二天做不了手术，将有完全失明的危险，于是该医生到医院太平间偷偷摘取了一位刚刚死亡的患者的角膜。第二天，手术很成功。但不久，死亡患者的家属发现该患者角膜不见了，状告了该医生。关于这起案件，下列说法正确的是（　　）。

    A. 该医生没有征得死亡患者家属同意，自行摘走角膜，违反了知情同意权

    B. 该医生为了抢救患者才摘走角膜，他的做法没有错误

    C. 该患者已死亡，不用征求家属的同意

    D. 医生有自主权摘走角膜，但最好跟家属商量一下

    E. 该医生没有请示上级同意，但不用和家属商量

二、思考题

未婚女性为何不允许采用人工授精技术生育孩子？

三、病案分析题

患者李某，男，40 岁，因肝癌晚期在家接受一般性治疗。由于患者疼痛难忍，多次恳求妻子王某帮他结束生命。夫妇俩平日感情深厚，王某不忍丈夫在生命的晚期再经受这些痛苦，于是王某含泪给丈夫服了农药，丈夫不久死亡。事后李某的弟弟向法院起诉王某，结果王某被判处有期徒刑 3 年。

试对王某的行为进行伦理分析。

第九单元　护理道德教育、修养与评价

要点导航

1. 掌握护理道德修养的方法和护理道德评价的方式。

2. 熟悉护理道德教育的过程和方法，护理道德修养的境界，护理道德评价的标准和依据。

3. 了解护理道德教育、修养和评价的概念及其意义。

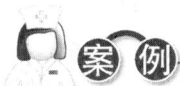

案例

灾情就是命令，白衣天使们应声而动。国际主义战士白求恩在炮火中手术，白衣天使们在地震和余震中继续救死扶伤！是他们不怕死？不爱惜自己的生命？不！而是在病患的生命面前他们将自己的生死置之度外……"患者在，我们就在！"短暂的话语让人仰视！

请问：他们高尚的职业道德是与生俱来的吗？为什么？你有何感想？

护理道德教育、修养与评价是护理伦理学的重要组成部分，是护理道德的基本原则和规范转化为护理人员的道德意识、道德行为和道德品质的重要途径。积极开展护理道德教育、修养与评价，有利于护理人员道德意识、道德品质的提高，有利于护理道德行为的改善。

第一节　护理道德教育

一、护理道德教育的概念及其意义

（一）护理道德教育的概念

护理道德教育是有目的、有计划、有组织地向护士传授护理道德知识、施加系统的道德影响、塑造良好护理道德品质的道德教育活动。

护理道德教育是社会开展的对护理人员的教育活动，这里的护理人员既包括从事临床工作的护生、护士，也包括从事护理管理和相关工作的其他人员。由于护理道德教育是一种"要我……"的活动，所以我们为了提高护理人员的积极性和自觉性，在开展护理道德教育的过程中，要做到让受教育者知其然，也要知其所以然，使其从被动接受转变为主动索取。

（二）护理道德教育的意义

护理道德教育包括世界观、人生观和价值观的教育；护理道德原则、规范、范畴的教育以及职业纪律的教育等。良好的护理道德教育对培养合格的护理人才、护理职业道德建设以及卫生事业的改革和发展都有着积极的作用。

二、护理道德教育的过程

护理道德教育是对护理人员实施系统的道德影响，具有有目的、有计划、有组织的特点，其目的是达到培养、提高护理人员的道德品质。因为，护理道德认识、情感、意志、信念、行为习惯是构成护理道德品质的重要因素。因此，护理道德教育就是提高和发展上述因素。

（一）提高道德认识

认识是行为的先导，有正确的认识，才能形成良好的道德行为习惯。因此，护理道德教育应该有意识地提高护理道德认识水平。护理道德认识是护理人员对护理道德原则、规范的理解和接受。护理人员的实践活动以及护理道德的形成都依赖于护理道德认识。同时，护理人员道德观念的形成、道德判断能力的提高，标志着护理道德认识能力的提高。之所以有的护理人员做出不符合护理道德的行为，甚至侵犯患者的合法权益，不是他们有意为之，而是缺乏对护理道德原则、规范和范畴的正确认识和理解。对此，护理道德教育可以起到"启蒙"作用，使护理人员了解和认识护理道德的要求、原则和规范，增强其履行护理道德义务的自觉性。因此，护理道德教育的首要环节是提高护理道德认识。

（二）培养道德情感

护理人员有了护理道德认识，不一定就能按照护理道德的原则和规范行事，还存在道德情感问题。护理道德情感是护理人员对客观事物的态度，具体地说是对护理事业及患者所产生的热爱或憎恨、喜好或厌恶的内心体验。提高护理道德认识为护理人员道德行为提供了认识基础，在此基础上，还要热爱本职、关心患者、对患者高度同情，这种情感一旦形成，护理人员就会对患者高度负责，把患者的利益放在个人利益之上。因此，在提高护理道德认识的基础上，培养护理人员的道德情感，是形成良好护理道德行为的精神支柱，也是提高护理道德水平的重要环节。

📢 知识链接

❦ 名人名言 ❧

"只有人的道德知识、道德规范，而没有伴之以必要的情感体验，那么这样的思想品德教育只能存之于口，而不能转化为相应的道德行为。"

（三）磨炼道德意志

护理人员要达到一定护理道德水平，坚毅、果敢的护理道德意志是重要条件。护理道德意志是指护理人员选择道德行为的决断能力，以及施行护理道德原则、规范时克服困难和障碍的毅力，表现在自觉、有目的的行动中。在护理实践中，面对各种困难，如果没有坚强的意志，就可能被困难吓倒。只有意志坚定，才能排除障碍，对自身所承担的义务表现出真诚和强烈的责任感。可见，磨炼护理道德意志，是护理人员的道德认识、情感转化为护理道德行为的关键环节。

（四）坚定道德信念

人们有了护理道德认识，就会在接受教育和实践的基础上，逐渐形成坚定的护理道德信念。护理道德信念是护理人员对道德理想、目标的坚定不移的信仰和追求，是深刻的道德认识、炽烈的道德情感和顽强的道德意志的有机统一。护理道德信念是护理人员行为的动力，是护理道德认识转化为护理道德行为的催化剂。一旦护理人员确立了牢固的道德信念，就会自觉的、坚定不移地按照自己的信念来选择和践行护理行为，并依此判断自己和他人行为的善恶。因此，护理道德教育的中心环节应是培养护理人员坚定的护理道德信念。

（五）养成道德行为习惯

培养护理人员坚定的护理道德信念，是为了使护理人员能自觉地按护理道德原则和规范行事。护理人员应自觉地按护理道德原则和规范去行动，使其成为自己的日常行为习惯。护理道德行为指护理人员在人际交往中，在一定的护理道德认识、情感、意志、信念的支配下所采取的有意识的、经过选择的、能够进行善恶评价的行为。它是护理道德品质的外在表现，是衡量护理道德品质的重要标志。通过护理道德教育，可使护理人员习惯于遵守护理道德原则、规范。因此，护理道德教育的根本目的和最终环节是养成护理道德行为习惯。

综上所述，护理道德教育是一个复杂的系统工程，通过以上五个相互联系、相互影响的过程，使护理道德从外在要求转化为内在动力。但我们在教育过程中，应根据教育对象的道德水平和认知状况，因材施教，无需按部就班。

三、护理道德教育的方法

教育方法是多种多样、因人而异的，采取何种方法应根据教育的目的、任务、对象而定，常见的方法有以下几种。

（一）言传身教法

言传：讲解、授课。身教：亲身示范、以身作则。孔子说得好："其身正，不令而行；其身不正，虽令不从。"因此，教育者在应用言传法时，也要注意自己的行为举止。特别是护理专业的教师，在专业教学过程中将护理道德教育融入其中，可以起到良好的示范作用，利于学生理解和运用。

（二）榜样示范法

英国的一位学者曾说："典范比教育更快，更能强烈地铭刻在人们心里。"榜样就像一面旗帜，具有强烈的说服、感染、号召力量。榜样往往也体现出一定时代的道德要求和应该达到的道德水准。护理教育者可在护理道德教育过程中运用一些先进人物、事例，尤其是发生在受教育者身边的事例，更能引起共鸣，激发学习仿效之心。如，在抗击"非典"中因公殉职的优秀护士叶欣等。当然，选择榜样时，要注意根据学生的具体情况，选择合适的对象，切不可选择可望不可即的"超人"。

（三）舆论扬抑法

社会舆论能促使受教育者控制和调节自己的行为，是一种客观的精神力量。教育者应营造并利用健康的社会舆论，倡导、褒奖好人好事，鞭挞、贬抑不正之风，从而达到扶正祛邪，使践行高尚护理道德蔚然成风。

俗话说：教学有法，但无定法，我们在遵循以人为本、理论与实践相结合、积极导向、综合一致的教育原则基础上，还可根据实际情况选用实践体验法、参观学习法、案例分析法、自我教育等方法。

> **考点提示**
>
> 护理道德教育的过程和方法

第二节　护理道德修养

一、护理道德修养的含义及其意义

（一）护理道德修养的含义

何谓修养？在中国传统思想史上，"修养"源于曾子的"修身"、孟子"养性"说，北宋的程颐第一次把"修身"、"养性"结合起来提出了"修养"这一概念。

护理道德修养是指护理人员在工作中根据护理道德原则和规范，自觉、有意识地努力学习和践行护理道德，培养自身护理道德判断与实践能力，形成一定护理道德品质的过程。包括两个方面的内容：一是动态的，即按照护理道德原则和规范开展的学习、体验、反省等心理活动和护理实践活动；二是静态的，即经过长期努力之后形成的护理道德品质、情操和道德境界。

与护理道德教育"要我…"不同，护理道德修养体现的是"我要…"的自觉性和主动性。护理道德修养有三个特征：首先，它是护理人员的自觉行为，是道德个体的自律，高度自觉是形成良好护理道德修养的基础。其次，它是护理人员内在道德要求的体现。最后，它是一个长期渐进的过程。

（二）护理道德修养的意义

1. 有利于落实护理道德教育

护理道德教育能否发生效果，护理道德修养是关键。如果开展了护理道德教育，没有引起受教育者的共鸣和主观努力，就不能发挥护理道德教育的作用。

2. 有利于提高护理人员的道德品质

一个合格的护理人才，在有护理专业知识、精湛护理技术的基础上，还应具有高尚的护理道德。我们护理专业的学生，正处在道德品质形成的重要阶段，加强自身的道德修养就显得尤为重要。要想抵制各种不道德的行为，提高护理道德品质，只有不断提高护理道德修养。

3. 有利于提高临床护理质量

护理人员道德修养水平的高低，关系到患者的根本利益。在护理工作中，护理道德修养高的护理人员，能精心护理患者，使患者得到有效护理；反之则可能贻误病情，甚至造成事故、危及生命。所以，提高护理质量，既要发展护理科学技术，更要提高护理人员的道德修养。

二、 护理道德修养的境界

护理道德修养的境界是指护理人员护理道德水平、觉悟的高低程度以及道德情操的状况。根据护理人员对公私关系的认识及态度，可分为：

（一）自私自利的境界

其特点是处理任何事情把满足私利放在首位，唯我至上、自私自利。这种人在工作上拈轻怕重，推诿责任；对患者态度恶劣，责任心不强，甚至向患者索贿或受贿。虽然处于这种境界的人不多，但影响恶劣，因此不能任其蔓延，而应与其进行坚决的斗争。

（二）先私后公的境界

这种境界的人能做到奉公守法，互惠互利。他们会考虑患者和集体利益，但往往将其放在自己的私利之后。一旦患者、集体利益损害到个人私利，常要求他人利益服从个人利益。在工作中常表现出不稳定性，服务质量好坏和个人利益是否满足紧密联系。处于这种境界的护理人员，得到适当的帮助可向更高层次迈进。

（三）先公后私的境界

这种境界的人能正确处理患者、集体、国家和个人利益的关系。他们对患者关心体贴，对工作认真负责。同时也关注个人利益。他们通过自己的诚实劳动和服务获得正当利益。在个人利益与患者、集体、国家利益发生冲突时，能做到先公后私。多数护理人员处于这种境界，在我国已构成了护理队伍的主体精神。

（四）大公无私的境界

为护理道德境界的最高层次。其特点是有正确的世界观、人生观，工作认真负责，以患者的利益为重，可为患者、集体、国家的利益做出自我牺牲。她们的高尚行为是自觉自愿、坚定不移的，不论任何情况都始终坚持一致。这种护理人员也不多，是我们学习的榜样，如南丁格尔、王秀瑛等。

三、 护理道德修养的方法

（一）学习求知

苏格拉底说：知识即美德。没有一定的知识作为前提，护理人员就无法进行道德修养。因此，加强学习是进行护理道德修养的首要任务。这种学习包括理论学习、思想学习和行为学习三个方面。

1. 理论学习

即学习护理伦理学知识，通过学习了解和掌握护理伦理学的基本理论、原则和规范等，并将其转化为内心信念，用以指导护理实践。

2. 思想学习

是学习优秀的护理道德思想、同行优秀的道德品质，从而完善自己的人格，逐步向护理道德理想境界迈进。

3. 行为学习

是学习榜样人物的护理行为，以榜样的力量来鞭策自己。

护理人员在学习时，应在遵循其内在规律的基础上，同护理实践紧密结合，争取做到三个方面协调并进。

（二）内省自律

"内省"，就是自我反省，即检查自己的言行是否有不对的地方。"自律"，就是指行为主体的自我约束、自我管理。护理伦理修养离不开内省、自律，道德自律是护理道德品质形成的标志。护理人员只有通过不断地内省自律，才能使自己的道德品质日臻完美，从而有效抵制不良社会风气的影响。

（三）坚持实践

培养和提高护理人员护理道德修养的根本方法是护理实践。离开了护理实践，护理道德修养就成了一句空话。只有做到理论与实践的统一，才能真正提高护理道德修养。我们评价一个护理工作者是否具有高尚的道德品质，是看他的实践，不是听他的言论。护理实践是护理道德修养的目的和归宿。因此，护理人员应理论联系实际，把理论作为自己行动的指南，经常对照检查自己的言行，不断自我反省，从而在实践中不断改进自己。

（四）注重慎独

"慎独"是我国伦理学所特有的范畴，最早见于《礼记·中庸》，"道也者不可须臾离也，可离非道也。是故君子戒慎乎其所不睹，恐惧乎其所不闻。莫见乎隐，莫显乎微，故君子慎其独也。"是指个人独处时，仍能坚持道德信念，按照道德原则行事。护理工作中，"慎独"是指护理人员在个人独处时，仍能自觉地坚持护理道德信念，恪守护理道德规范。它既是护理道德修养的方法，又是护理道德修养的境界。

护理人员应加强护理道德修养，努力达到"慎独"境界。首先，要增强自觉性，自觉按要求行事。护理人员工作时一般无人监督，是否准时正确的监测生命体征，是否严守无菌操作规程等，别人难以发现，主要依靠护理人员的道德修养和责任心。其次，克服侥幸心理，做到高标准、严要求，尤其是工作繁忙劳累时，更应以"慎独"精神要求自己。再次，从点滴做起、防微杜渐。"慎独"境界的形成，并非一蹴而就，而是由点滴开始。护理人员应从大处着想，小事入手，做到"勿以善小而不为，勿以恶小而为之"，久而久之就能养成良好习惯，逐步达到"慎独"境界。

> **考点提示**
>
> 护理道德修养的方法和境界

第三节 护理道德评价

一、护理道德评价的含义及其意义

（一）护理道德评价的含义

护理道德评价是人们根据一定的护理道德标准，通过社会舆论、内心信念和传统习俗等方式表现出来的对护理职业中的诸多现象所做出的善恶判断。它是护理道德实践活动的重要形式，包括两种类型：一种是他人评价，即社会或同行对护理行为和活动的评价；另一种是自我评价，即护理人员对自己的职业行为的评价。

道德评价是一种广泛的社会现象，在实践活动中，人们总是自觉或不自觉地依据一定的道德规范去评判他人和自己的行为。支持、赞扬被认为是道德的行为；反对、批评被认为是不道德的行为。道德评价的这种无形的力量是客观存在的，人人都能感觉到的。其本质是一个判断的处理过程，这个过程的开展一般需要四大要素：

1. 评价主体

即做出评价的人，在护理道德评价中主要是指护理人员，也包括社会公众。没有评价主体护理道德评价就不可能存在。

2. 评价对象

也称评价客体，指护理过程中的诸多现象，包括某种规章制度、某个新闻事件、某护士的护理行为等。这里主要指护理人员的行为。

3. 评价标准

指评价主体对评价对象进行评价时所依据的尺度。评价标准因人而异，有的符合护理道德要求，有的有悖于护理道德要求。

4. 评价依据

指做出评价的根据或依托的事物。一般包括两对：动机与效果，目的与手段。

（二）护理道德评价的意义

护理道德评价是护理道德活动的构成要素之一，对促进护理人员形成良好道德品质、加强医德医风的建设起着至关重要的作用。

1. 对护理行为的善恶起裁决作用

道德评价的标准是善恶，为使护理人员能够明确护理行为的善恶，护理道德评价常通过对不良护理行为的批评、谴责，对高尚护理行为进行表彰、赞扬，达到约束和控制不良护理行为，发扬高尚护理行为的目的。

2. 对护理人员的行为起调节作用

通过赞赏、表彰、否定、斥责等方式，使护理人员能够认识到护理实践行为的善恶，从而促使护理人员调整自己的行为，改正不符合护理道德原则、规范的行为，坚持被认为是善的行为。

3. 对护理人员的思想起教育作用

护理人员在护理实践中不断对自己和他人的行为展开护理道德评价，及时做出善恶判断。在此过程中，护理人员的道德水平将得到不断提高，良好道德观念会逐渐形成。

4. 对护理科学的发展起促进作用

当今社会，医学和社会科学的不断进步和发展，一些先进的医学科学技术不断出现，如安乐死、器官移植、人工辅助生殖技术等，解决了人们曾经面临的技术难题，但随之也产生了一系列的伦理问题。医务工作者怎样利用这些技术为社会大众服务，既实现其价值又不违背伦理要求，已成为很长一个时期的重要伦理难题。护理人员通过护理道德评价，可以明辨是非，做到判断正确，认识统一，从而选择符合人们利益的行为，促使医学和护理学不断向前发展。

二、 护理道德评价的标准和依据

（一）护理道德评价的标准

1. 是否有利于服务对象的健康

衡量护理行为善恶最根本的标准是护理行为是否有利于服务对象的健康。因为护理学的任务是促进健康，预防疾病，恢复健康和减轻痛苦。如果护理人员在操作中，明知某些护理措施对服务对象的健康不利仍采用，不管其主客观原因是什么，都是不道德的。

2. 是否有利于人类生存环境的保护和改善

整体护理概念的提出，要求护理人员以服务对象为中心，把人看成一个整体，把人和环境视为一个整体。护理工作从协助医生诊治疾病，扩展到做好预防保健工作，改善人类生存环境，从而维护人类身心健康，促进人类社会的发展与进步。

3. 护理行为是否有利于促进护理事业的发展和社会的进步

1980 美国护士会（ANA）将护理定义为："护理是诊断和处理人类对现存的和潜在的健康问题的反应。"该定义扩展了护理人员的角色功能。随着高科技在护理实践中的应用，护理人员应在实施整体护理的前提下，树立科研意识，积极进行科学研究，促进护理科学的发展和社会的进步。

应该指出，上述三项标准的中心和实质是人类的健康利益，护理人员所做的一切都应以此为准则。

（二）护理道德评价的依据

解决判断善恶的标准问题，并不意味就解决了道德评价的全部问题。护理道德评价的构成要素还包括评价依据，而评价依据是评价主体对评价对象做出道德评价的决定性因素。因为护理人员的行为总是在一定的动机、目的支配下采取相应手段进行的，并由此产生一定的行为效果。因此，护理道德评价的依据一般是指动机与效果、目的与手段。

1. 动机与效果

动机是人们在自觉实行某一行为前的主观愿望或意向；效果是人的行为所产生的客观后果。它们是主体做出护理道德评价的重要依据。怎样看待动机与效果在护理道德评价中的地位和作用，是护理伦理学长期争论的问题，曾形成动机论和效果论两种对立的观点。动机论认为：动机是唯一能够衡量善与恶的依据。只要是动机善良的行为，不论效果好坏都是合乎道德的。而效果论者认为：判断行为善恶的唯一依据是效果，如果效果是好的，不管动机好坏，都是善良的行为。反之，如果效果不好，就是恶的行为。实际上，单纯的动机论或效果论都存在片面性。没有找到护理道德评价的真正依据，又怎么可能对某种行为做出正确的评价呢？因此，我们在护理道德评价中，应坚持动机与效果辩证统一的观点，评价护理行为时，用效果来检验动机，从动机上看效果，把动机与效果的统一运用到实践中，并对具体情况做具体分析。

我们可以从逻辑上把动机和效果进行简单的分析，即由善、恶的动机得出好、坏的效果进行组合，有四种情况：一是好动机获得好效果；二是坏动机得到坏效果；三是好动机没有获得好效果；四是坏动机引出好效果。由此可以得出大体的评价结果，出于善良动机得到好效果的护理行为会得到高度的护理道德评价；出于恶的动机得到不好效果当然是不道德的。前两种情况动机与效果相统一，判断一般不会有困难。因第三、四种情况，动机和效果不统一，评价时稍显困难，但只要本着动机与效果相统一的观点，联系护理实际来判断，也就迎刃而解了。如，护理人员在为患者服务的过程中出现了不良后果，从效果来看当然是不好的。但我们不要只看事情的后果，要看事情的全过程。如果护士在护理过程中各方面都认真负责，只是因为患者病情复杂、

因当时医疗技术水平和医疗护理设施的限制而导致了不良后果，这时就不能说他们的行为是不道德的。同理，当不良动机产生好效果时，就要联系动机分析效果，对这种效果做出公正的评价。

总之，在护理道德评价过程中，要坚持动机与效果的辩证统一。注意过程评价，尤其是出现动机与效果不一致时，更要以医疗护理实践的全过程为依据，从实际出发，具体分析，切忌简单、片面化。只有这样，才能做出客观、准确、公正的评价。

2. 目的与手段

目的指护理人员期望在护理过程中经过自己的努力所能达到的目标。手段是护理人员为了达到某种目标所采取的措施、方法和途径。两者相互联系、相互制约，目的决定手段，手段为目的服务，构成一个辩证统一的整体，是护理道德评价的又一依据。在评价护理人员行为时，不能以目的证明手段，认为只要目的符合道德要求，就可以不择手段；也不能以手段证明目的，以为手段合乎道德要求，就可以用来实现任何目的。不仅要看目的是否正确，也要看为了达到目的，是否选择了恰当的手段。避免出现目的与手段相背离而产生片面的结论。

护理的基本任务是：减轻痛苦、恢复健康、预防疾病和增进健康。这也是临床护理工作的目标，护理人员工作的目的不能违背这四大目标，否则就可能得到负面的评价。因此，依据目的与手段相统一的原则，在选择手段时应该符合以下条件：①有效性原则，即护理人员所采用的护理手段必须是经过实践检验并证明是行之有效的。要把护理科学实验与临床应用区别开来，不可采取不切实际的护理手段。②一致性原则，即护理手段的选择应该与病情的发展程度、治疗目的相一致。在护理工作中，护理人员应根据患者的病情发展以及治疗需要，从实际出发，采取和治疗要求一致的、有效的护理手段和措施，以达到治愈的目的。③最佳性原则，即选用在当时医疗护理技术和设施的条件下，最佳的护理手段。而且应尽可能选择痛苦最小、安全度最高、效果最好、耗费最少的护理手段。④社会性原则，即护理手段的选用必须考虑到社会整体效果。如果护理手段可能给他人或社会带来不良后果，一般都尽可能不用。当患者利益与社会利益发生矛盾时，既要对患者负责，更要对社会整体利益负责。

三、 护理道德评价的方式

（一）社会舆论

社会舆论是指社会公众依据一定的道德观念对某种社会现象、事件或行为的看法和态度。社会舆论对护理行为或活动的道德评价，分为两类：一类是全社会性的评价，即患者、家属和社会各界对医疗卫生单位及护理人员的护理状况进行品评，通过表扬、批评或肯定、否定一些护理行为和做法，从而形成一种扬善抑恶的精神力量，由此增强护理人员对自己行为的社会道德责任感。社会性评价是社会主义护理道德基本原则、规范赖以发挥作用的主要因素。另一类是同行评价，即医学领域自身的评价。在医疗卫生单位最常见，它有利于从护理学科的特点和规律出发，进行深层次的职业道德论证，进而解决护理行为是否符合道德规范等方面的问题，是对护理人员实行直接监督的有效途径。是护理伦理评价中最普遍和最重要的方式。

总之，社会舆论作为一种无形的、外在的精神力量，在护理道德评价中起着非常重要的作用，对人们的行为具有很强的约束力，具有群众性和广泛性的特点。因此，在进行护理道德评价时，应广泛而恰当地利用正确的社会舆论，纠正不符合社会主义护理道德的行为，推动护理道德水平的提高。

（二）传统习俗

传统习俗指人们在长期社会生活中形成的稳定的、习以为常的行为倾向和行为规范。被人们视为一种不言自明的行为常规，具有悠久性、普遍性和稳定性的特点，同民族情绪、社会心理交织在一起，对人们的行为具有重要的约束和评价作用。当某一护理行为符合传统习俗时，就会得到人们的肯定和赞扬；反之就会受到批评和谴责。但传统习俗的形成是以一定历史条件为背景的，因而它在护理伦理评价中的作用并不都是积极、进步的。陈旧、落后的传统习俗是推行护理道德新风、促进科学发展和社会进步的绊脚石。因此，在护理伦理评价中，必须对传统习俗做具体分析，取其精华，弃其糟粕。

（三）内心信念

内心信念是人们通过长期的学习和实践，在内心深处形成的真诚信仰和强烈责任感。护理人员的内心信念是护理人员发自内心的对护理道德原则、规范或护理道德理想的正确性和崇高性的笃信，以及由此产生的对履行相应护理道德义务的强烈责任感。它是护理人员进行护理道德选择的内在动机和构成护理道德品质的基本要素。

内心信念是护理人员进行道德评价的重要方式，是护理人员在长期护理实践和学习过程中逐渐形成的，它表现为道德意识、情感和意志的有机统一。内心信念具有深刻性和稳定性的特点，一经形成便不会轻易改变，可长期支配护理人员的实践活动，并积极地对护理实践活动进行善恶评价，是护理人员实施善恶评价的内在动力。如果自己的行为符合内心信念，精神上就会感到满足，并会在以后的工作中持之以恒，坚持践行；如果违背了内心信念，就会内疚和自责，并将其作为以后护理活动的警示，时刻提醒自己，避免再次发生类似行为。

在进行护理道德评价时，这三者相互联系、相互补充、相互促进。社会舆论的形成需要每个人的内心信念和传统习俗为基础，社会舆论、传统习俗又有利于内心信念的形成。社会舆论、传统习俗是客观的、外在的监督人们行为的有效方法，它们是否真正发挥作用，还要依靠内心信念。因此，三者是护理道德评价中的有机整体。

考点提示

护理道德评价的方式、标准和依据

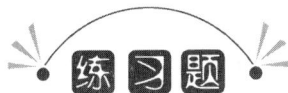

练习题

一、选择题

A₁型题

1. 我国独创的道德修养的途径和方法是（　　）。
   A. 保密　　　　　　　　B. 良心
   C. 审慎　　　　　　　　D. 慎独
   E. 情感

2. 护理道德评价的主要依据是（　　）。
   A. 服务态度与服务质量　　B. 传统习俗
   C. 经济效益与社会效益　　D. 动机与效果、目的与手段
   E. 社会舆论

3. 护理人员自觉地将护理道德要求和规范转变为个人内在的道德品质的过程，称之为（　　）。
   A. 护理道德评价　　　　　B. 护理道德品质
   C. 护理道德修养　　　　　D. 护理道德意识
   E. 护理道德信念

4. 护理道德品质形成的标志是（　　）。
   A. 道德自律　　　　　　　B. 道德他律
   C. 道德意志和信念　　　　D. 道德行为和习惯
   E. 道德意识和观念

A₂型题

5. 护士小张因工作疏忽，误将三床的药发给十三床，发现后积极处理，并未引起严重后果。为了避免此类事件的发生，护士长组织科室学习，要求大家注意提高护理道德修养。那么，下列不是提高护理道德修养方法的是（　　）。
   A. 学习求知　　　　　　　B. 面壁思过
   C. 坚持实践　　　　　　　D. 注重慎独
   E. 内省自律

6. 患者，李某，癌症晚期，无子女，因痛苦不堪，想尽早解脱，其妻王某不忍目睹其受苦，请求护士将他用于安眠镇痛的药物一次性发给她。护士因两人多次请求将

药给了王某，后患者服药死亡。对护士行为展开护理道德评价，其构成要素不包括（   ）。

    A. 评价主体   B. 评价对象

    C. 评价标准   D. 评价依据

    E. 评价结果

二、思考题

1. 护理道德评价的作用有哪些？
2. 护理道德评价的标准是什么？
3. 如何提高护理人员的护理道德修养？

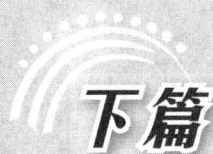

下篇

卫生法律法规

第十单元 执业护士管理法律制度

要点导航

1. 掌握护士的权利和义务以及法律责任。
2. 熟悉护士执业资格考试和护士执业注册的法律制度。
3. 了解我国护士执业立法的历史发展和现状。

护理工作是医疗卫生工作中不可缺少的重要组成部分。执业护士管理法律制度包括：《中华人民共和国护士条例》、《护士执业资格考试办法》、《护士执业注册管理办法》、《医疗机构从业人员行为规范》等法规和规章。涉及护士执业资格考试制度、护士执业注册制度、护士的权利与义务以及法律责任等内容。

第一节 执业护士管理法律制度概述

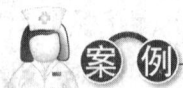

案 例

马某曾在某中医学院学习过护理，受雇于一社区诊所，从事打针、输液等工作。但未取得护士执业证书。一日，社区内一名患者自带头孢哌酮钠注射液到诊所输液，由于是同一社区人员，马某免费给其提供了输液服务。但在几分钟之后，接受输液的患者出现不良反应，后经过医院抢救无效死亡。法院判决：以过失致人死亡罪判处马某有期徒刑 3 年，缓刑 4 年；由所在诊所赔偿死者家属 16 万元，马某承担连带责任。

问：马某是护士吗？

一、护士的概念和护士执业立法的目的

护士是指经执业注册取得护士执业证书，依照护士条例规定从事护理活动，履行保护生命、减轻痛苦、增进健康职责的卫生技术人员。

护士这一概念不同于护理职称序列中的"护士"，而是作为一门职业的从业人员的统称。护理是一项涉及维护和促进人的健康的医疗活动，具有专业性、服务性的特点，护理工作为维护和促进人民群众的健康发挥了积极作用。护士作为护理职业的从业人员，在医疗、预防、保健和康复工作中有着重要作用。随着我国社会主义市场经济和医疗卫生事业的发展，护理事业也迅猛发展，为了加强护士管理，规范护理行为，提

高护理质量，保障医疗安全和人体健康，维护护士的合法权益，促进护患关系和谐发展和护理事业的发展，有必要加强和完善有关护士的立法。

二、 我国护士执业立法的历史发展和现状

新中国成立以后，国家十分重视护理事业的发展，先后发布了《医士、药剂士、助产士、护士、牙科技士暂行条例》、《医院工作人员职责》、《医务人员医德规范及实施办法》等法规和规章，规定了护理工作和各级各类护士职责。然而，由于没有建立起严格的考试、注册及执业管理制度，大量未经正规专业培训的人员涌入护士队伍，护理队伍整体素质难以提高，医疗护理质量难以保证，严重地损害了护理事业的基础。鉴于此，1993 年卫生部颁布了《中华人民共和国护士管理办法》，

知识链接

1914年第一届全国护士会议在上海召开，会上首次将英文"nurse"一词完整地译为中文"护士"，"护"即保护、养育、照顾之意；"士"是指从事此职业的人员必须有专门的学问和科学知识。"护士"一词得到大会通过并沿用至今。

自 1994 年 1 月 1 日起施行。为了进一步加强护士管理，提高护理质量，保障医疗和护理安全，保护护士的合法权益，2008 年 1 月 31 日国务院颁布《中华人民共和国护士条例》（简称《护士条例》），自 2008 年 5 月 12 日起施行。为了更好地落实《护士条例》，2010 年 5 月 10 日卫生部、人力资源社会保障部颁布《护士执业资格考试办法》，自 2010 年 7 月 1 日起施行；2008 年 5 月 6 日卫生部颁布《护士执业注册管理办法》，自 2008 年 5 月 12 日起施行。

《护士条例》的颁布施行对于保障护士合法权益，强化医疗卫生机构管理职责，规范护士行为，促进护理事业发展具有重要意义。护理工作直接关系到患者的身体健康和医疗安全，护士以其专业知识和技能为患者提供护理服务，满足人们的健康需要，因此，护士的专业水平、专业素养与医疗安全、患者康复以及患者对医院的满意度密切相关。为保证从事护理专业的护士真正具有保障患者健康和医疗安全

考点提示

《护士条例》的生效时间及立法目的

水准，必须要求只有接受专业训练并经专业考试并注册取得护士执业证书的人员才能从事护理工作。《护士条例》规定了护士应当享有的权利，规定对优秀护士的表彰、奖励措施，来激发护士的工作积极性；鼓励社会符合条件的人员学习护理知识，从事护理工作。在全社会形成尊重护士、关爱护士的良好氛围。同时，也规定了护士的法定义务和执业规范，明确护士不履行法定义务、不遵守执业规范的法律责任，促使广大护士尽职尽责，全心全意为人民群众的健康服务。并且强调了政府和医疗卫生机构的职责，规定了医疗卫生机构在配备护士、保障护士合法权益和加强在本机构执业护士的管理等方面的职责，促使医疗卫生机构加强护士队伍建设，保障护士的合法权益，规范护士护理行为，促进护理事业健康发展。

第二节 护士执业资格考试与注册制度

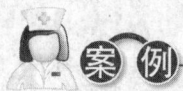

某西医诊所，在玻璃门上贴了这样一则招聘启事：急聘护士（有证无证均可），开出的月薪是 1300～1800 元，并留下联系电话。当记者问诊所负责人徐医生："您这怎么连无证的护士也招？招了做什么工作呢？"徐医生答道："当然是招了打针，人手不够。"记者接着问："这样不好吧，护士没证，万一打针出问题怎么办？"徐医生不耐烦地说："只要是护校毕业，有打针经验，你说的万一也只是个万一，何况打针能出什么问题。"

问：你认为徐医生说得对吗？

护理工作必须由具备护士资格的人来承担，护理质量体现了护士的理论知识、技术水平、工作态度和护理效果，护士获得执业资格是具有从事护士工作的基本理论和实践能力水平的标志。为了保证护理行业执业人员的业务水准，正确评价申请护士执业者是否具备护士执业所必需的专业知识和技能，加强护士行业的执业准入控制，从源头上保证护士队伍整体素质，保证医疗护理质量和保护公众就医安全，我国实行护士执业资格统一管理，建立护士执业资格考试制度和护士执业许可制度。

一、护士执业资格考试制度

国家护士执业资格考试是评价申请护士执业资格者是否具备执业所必需的护理专业知识与工作能力的考试。

护士执业资格考试实行国家统一考试制度，由卫生部负责组织实施护士执业资格考试，统一考试大纲，统一命题，统一合格标准。护士执业资格考试原则上每年举行一次。考试成绩合格者，取得考试成绩合格证明，作为申请护士执业注册的有效证明，同时获得护理初级（士）专业技术资格证书。

具有护理、助产专业中专和大专学历的人员，参加护士执业资格考试并成绩合格，可取得护理初级（士）专业技术资格证书；护理初级（师）专业技术资格按照有关规定通过参加全国卫生专业技术资格考试取得。

具有护理、助产专业本科以上学历的人员，参加护士执业资格考试并成绩合格，可以取得护理初级（士）专业技术资格证书；在达到《卫生技术人员职务试行条例》规定的护师专业技术职务任职资格年限后，可直接聘任护师专业技术职务。

（一）护士执业资格考试报考条件

1. 专业要求

必须接受过护理、助产专业教育。

2. 学历要求

必须在中等职业学校、高等学校完成国务院教育主管部门和国务院卫生主管部门规定的普通全日制 3 年以上的护理、助产专业课程学习，并取得相应学历证书。

3. 实践要求

在教学、综合医院完成 8 个月以上护理临床实习。

在教学、综合医院完成 8 个月以上护理临床实习的应届毕业生可由学校统一报名参加考试。

(二) 报名应提交的材料

包括：

(1) 护士执业资格考试报名申请表。

(2) 本人身份证明。

(3) 近 6 个月二寸免冠正面半身照片 3 张。

(4) 本人毕业证书。

(5) 报考所需的其他材料（各省、市、自治区规定有所不同）。

(三) 考试科目及内容

1. 科目

考试分专业实务和实践能力两个科目。一次考试通过两个科目为考试成绩合格。

(1) 专业实务科目 主要考查运用与护理工作相关的知识，有效而安全地完成护理工作的能力。考试内容涉及与健康和疾病相关的医学知识，基础护理和技能，以及与护理相关的社会人文知识的临床运用能力等。

(2) 实践能力科目 主要考查运用护理专业知识和技能完成护理任务的能力。考试内容涉及疾病的临床表现、治疗原则、健康评估、护理程序及护理专业技术、健康教育等知识的临床运用等。

2. 考试内容

包括：

(1) 护理工作需要的医学基础知识 现代医学的基础知识，包括：人体生命过程；解剖、生理、病理与病理生理、药理、心理、免疫、医学微生物和寄生虫、营养、预防医学等知识。

(2) 护理专业知识和技能 护理工作中所需要的临床知识和技能，是考试的主要部分。包括：基础护理技能，疾病的临床表现、治疗原则，健康评估，护理程序及护理专业技术，健康教育以及适量的中医护理基础知识和技能。

(3) 护理相关的社会人文知识 包括：法律法规与护理管理、护理伦理、人际沟通知识。

二、 护士执业注册制度

注册是卫生行政机关行使许可权，对执业护士资格进行审查和管理的一种有效形式。护士执业资格考试合格仅仅是取得护士执业的基本资格，还不是法律意义上的护士，只有经过注册获得《护士执业证书》，才成为法律意义上的护士，享有护士的权利，并履行护士的义务。

护士经执业注册取得《护士执业证书》后，方可按照注册的执业地点从事护理工作。未经执业注册取得《护士执业证书》者，不得从事诊疗技术规范规定的护理活动。

（一）注册条件

包括：

（1）具有完全民事行为能力。

（2）在中等职业学校、高等学校完成国务院教育主管部门和国务院卫生主管部门规定的普通全日制3年以上的护理、助产专业课程学习，包括在教学、综合医院完成8个月以上护理临床实习，并取得相应学历证书。

（3）通过卫生部组织的护士执业资格考试。

（4）符合《护士执业注册管理办法》规定的健康标准（无精神病史；无色盲、色弱、双耳听力障碍；无影响履行护理职责的疾病、残疾或功能障碍）。

知识链接

教学医院是指与中等职业学校、高等学校有承担护理临床实习任务的合同关系，并能够按照护理临床实习教学计划完成教学任务的医院。

综合医院是指依照《医疗机构管理条例》、《医疗机构基本标准》的规定，符合综合医院基本标准的医院。

（二）注册机关

卫生部负责全国护士执业注册监督管理工作。省、自治区、直辖市人民政府卫生行政部门是护士执业注册的主管部门，负责本行政区域的护士执业管理工作。申请护士执业注册的，应当向拟执业地省、自治区、直辖市人民政府卫生主管部门提出申请。

卫生行政部门应当自受理申请之日起20个工作日内，对申请人提交的材料进行审核。审核合格的，准予注册，发给由卫生部统一印制的《护士执业证书》。《护士执业证书》上应当注明护士的姓名、性别、出生日期等个人信息及证书编号、注册日期和执业地点。

（三）注册有效期

护士执业注册有效期为5年。护士执业注册有效期届满需要继续执业的，应当在有效期届满前30日，向原注册部门申请延续注册。

（四）注册分类

护士执业注册分为：护士首次执业注册、护士变更执业注册、护士延续执业注册、护士重新执业注册、护士注销执业注册。

1. 护士首次执业注册

护士首次执业注册应当自通过护士执业资格考试之日3年内提出。

护士首次申请注册，应当提交下列材料：

（1）护士执业注册申请审核表。

（2）申请人身份证明。

（3）申请人学历证书及专业学习中的临床实习证明。

（4）护士执业资格考试成绩合格证明。

（5）省、自治区、直辖市人民政府卫生行政部门指定的医疗机构出具的申请人6

个月内健康体检证明。

（6）医疗卫生机构拟聘用的相关材料。

逾期提出申请的，除提交以上材料外，还应当提交在省、自治区、直辖市人民政府卫生行政部门规定的教学、综合医院接受3个月临床护理培训并考核合格的证明。

2. 护士变更执业注册

护士在其执业注册有效期内变更执业地点等注册项目，应当办理变更注册。但承担卫生行政部门交办或者批准的任务以及履行医疗卫生机构职责的护理活动，包括经医疗卫生机构批准的进修、学术交流等不需要办理变更。

护士申请变更注册，应当提交下列材料：

（1）护士变更注册申请审核表；

（2）申请人的《护士执业证书》。

在变更注册申请审核表中需有现执业医疗卫生机构同意变更和拟执业医疗卫生机构同意接受的意思表示。

3. 护士延续执业注册

（1）延续注册的规定　护士执业注册有效期届满需要继续执业的，应当在有效期届满前30日，向原注册部门申请延续注册。护士申请延续注册，应当提交下列材料：

①护士延续注册申请审核表。

②申请人的《护士执业证书》。

③省、自治区、直辖市人民政府卫生行政部门指定的医疗机构出具的申请人6个月内健康体检证明。

直通护考

护士申请延续注册的时间应为（　　　）。

A. 有效期届满前半年

B. 有效期届满前30天

C. 有效期届满日

D. 有效期届满后30天

E. 有效期届满后半年

正确答案：B

（2）不延续注册的情形

①不符合《护士执业注册管理办法》规定的健康标准的。

②被处暂停执业活动处罚期限未满的。

4. 护士重新执业注册

注册有效期届满未延续注册的或受吊销《护士执业证书》处罚，自吊销之日起满2年的，拟在医疗卫生机构执业时，应当重新申请注册。

重新申请注册与首次执业注册提交的材料相同；中断护理执业活动超过3年的，还应当提交在省、自治区、直辖市人民政府卫生行政部门规定的教学、综合医院接受3个月临床护理培训并考核合格的证明。

5. 护士注销执业注册

注销执业注册是指基于特定事实的出现，由卫生行政部门依照法定程序收回护士执业证书。被收回执业证书后，护士不能继续执业，继续执业属于违法。

注销执业注册的特定情形：

（1）注册有效期届满未延续注册。

（2）受吊销《护士执业证书》处罚。

（3）护士死亡或者丧失民事行为能力。

（五）护士执业记录制度

建立护士执业记录是进行护士执业注册变更、延续的依据，卫生行政部门进行监督管理的反映，医疗卫生机构评价护士成绩、晋升职称、进行奖惩的基础材料。县级以上地方人民政府卫生主管部门应当建立本行政区域的护士执业记录，并将该记录记入护士执业信息系统。

护士职业记录分为：护士执业良好记录和护士执业不良记录。护士执业良好记录主要反映护士在执业活动中勤勉工作，规范服务，认真履行法定义务等情况，包括护士受到的奖励、表彰以及完成政府指令性任务的情况等内容；护士执业

考点提示

护士执业资格考试和注册的条件

不良记录主要反映护士在执业活动中不履行职责或者不正确履行职责的情况，包括护士因违反本条例以及其他卫生管理法律、法规、规章或者诊疗技术规范的规定受到行政处罚、处分的情况等内容。

第三节 护士的权利和义务

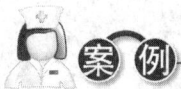

案例

某3岁幼儿，因误服炉甘石洗剂到某医院急诊。急诊医生准备用25%硫酸镁20ml导泻，但误将口服写成静脉注射。治疗护士拿到处方心想：25%硫酸镁能静脉注射吗？似乎不能，但又拿不准。又想：反正是医嘱，执行医嘱是护士的职责。于是，将25%硫酸镁20ml给患儿注射，致使患儿死于高血镁的呼吸麻痹。

问：护士要承担责任吗？如果你是护士会怎么做？

护理工作与人的生命健康密切相关，是一项具有责任重、风险高、劳动强度和压力大等特点的工作。为了保证护士安心工作，改善护士的工作条件，保障护士待遇，加强护士队伍建设，促进护理事业发展，《护士条例》规定了卫生机构的职责和护士的权利。同时，为规范护士行为，提高护理质量，保障医疗安全，《护士条例》规定了护士应履行的义务。在执业活动中，护士享有权利与履行义务是相一致的。

一、护士的权利

（一）享有获得物质报酬的权利

执业护士享有按照国家有关规定获取工资报酬、享受福利待遇、参加社会保险的权利。这是执业护士最基本的权利，也是对宪法规定的公民基本权利的具体体现。

任何单位或者个人不得克扣护士工资，降低或者取消护士福利等待遇。医疗卫生机构应当执行国家有关工资、福利待遇等规定，按照国家有关规定为在本机构从事护理工作的护士足额缴纳社会保险费；对在艰苦边远地区工作，或者从事直接接触有毒有害物质、有感染传染病危险工作的护士，所在医疗卫生机构应当按照国家有关规

定给予津贴。

（二）享有安全执业的权利

执业护士有获得与其所从事的护理工作相适应的卫生防护、医疗保健服务的权利。

执业护士长期与患者打交道，遭受细菌、病毒、药品侵袭感染的机会比常人多得多，病房环境对护士身体造成的不良影响也不容低估，需要对其人身权利予以保护。从事直接接触有毒有害物质、有感染传染病危险工作的护士，有依照有关法律、行政法规的规定接受职业健康监护的权利；患职业病的，有依照有关法律、行政法规的规定获得赔偿的权利。医疗卫生机构应当为护士提供卫生防护用品，并采取有效的卫生防护措施和医疗保健措施。

（三）享有学习培训的权利

护士有按照国家有关规定获得与本人业务能力和学术水平相应的专业技术职务、职称的权利；有参加专业培训、从事学术研究和交流、参加行业协会和专业学术团体的权利。

护理工作有着很强的知识性、专业性和技术性，这就要求执业护士本着严谨求实，精益求精的学习和工作态度，热爱学习，钻研业务，不断更新知识，诚实守信，抵制学术不端行为，努力提高专业技术能力和综合素质，尊重关心爱护患者，保护患者的隐私，注重沟通，体现人文关怀，维护患者的健康权益。这项权利既是不断提高护士队伍业务水平的需要，同时也有利于促进和鼓励护理人员不断学习，接受培训，参加学术交流，更新知识，从而推动护理事业的整体发展。医疗卫生机构应当制定、实施本机构护士在职培训计划，并保证护士接受培训。护士培训应当注重新知识、新技术的应用；根据临床专科护理发展和专科护理岗位的需要，开展对护士的专科护理培训。

（四）享有获得履行职责相关的权利

护士有获得疾病诊疗、护理相关信息的权利和其他与履行护理职责相关的权利，可以对医疗卫生机构和卫生主管部门的工作提出意见和建议。这是做好护理工作的自身要求和前提条件，也是对护理人员的职业尊重。

（五）享有获得表彰、奖励的权利

对在护理工作中做出杰出贡献的护士，应当授予全国卫生系统先进工作者荣誉称号或者颁发白求恩奖章，受到表彰、奖励的护士享受省部级劳动模范、先进工作者待遇；对长期从事护理工作的护士应当颁发荣誉证书。

二、护士的义务

（一）依法进行临床护理的义务

执业护士应当遵守法律、法规、规章和诊疗技术规范的规定，这是护士执业的根本准则，即合法性原则。只有严格遵守法律、法规、规章和各项规章制度，正确执行临床护理实践和护理技术规范等诊疗技术规范的规定，才能全面正确地履行医学照顾、病情观察、协助诊疗、心理支持、健康教育和康复指导等护理职责，为患者提供安全优质的护理服务。这就要求执业护士必须认真学习，熟悉掌握与自己职业相关的法律、法规、规章和诊疗技术规范，不然就谈不上如何去遵守这些规定。

知识链接

诊疗护理规范、常规，通常分为广义和狭义两种。广义的诊疗护理规范、常规是指卫生行政部门以及全国性行业协(学)会制定的各种标准、规程、规范、制度的总称；狭义的诊疗护理规范、常规是指医疗机构制定的本机构医务人员进行医疗、护理、检验、医技诊断治疗及医用物品供应等各项工作应遵循的工作方法、步骤，包括从临床的一般性问题到专科性疾病，从病因诊断到护理治疗，从常用的诊疗技术到高新诊疗技术等内容。

（二）紧急救治患者的义务

护士在执业活动中，发现患者病情危急，应当立即通知医师；在紧急情况下为抢救垂危患者生命，应当先行实施必要的紧急救护。这是挽救生命的需要，也是工作严谨、慎独，对执业行为负责的体现。

（三）正确查对、执行医嘱的义务

医嘱是医师诊查患者后，根据患者的病情、诊断所下达的治疗和护理意见。医嘱是护士对患者实施观察评估和治疗的法律依据，完成医嘱是护理工作的重要部分。这是护士最基本的责任，也是护士的义务。

护士必须具备一定的专业水平，应该熟知各项医疗护理常规、各种药物的作用、副作用及使用方法，才能正确查对和执行医嘱。当护士拿到医嘱，经仔细核查，确信无误时，就应准确及时地加以执行。护士应严格执行医嘱，随意篡改医嘱或无故不执行医嘱均属违法。护士发现医嘱违反法律、法规、规章或者诊疗技术规范规定的，应当及时向开具医嘱的医师提出；必要时，应当向该医师所在科室的负责人或者医疗卫生机构负责医疗服务管理的人员报告。

（四）尊重、关心、爱护患者，保护患者隐私的义务

护士在执业中应该坚持救死扶伤、防病治病的宗旨，发扬大医精诚理念和人道主义精神，以患者为中心，全心全意为人民健康服务。每个护理工作者都应努力成为这一崇高道德规范的实践者，应该在临床护理中尊重患者，关爱生命，建立良好、和谐的护患关系，认真践行医疗服务承诺，给患者全面的身心护理，尊重其人格、尊严、信仰及价值观。为治疗、检查和护理的需要，坦诚地与患者沟通，但应尽量使自己与患者的交往仅限于职业范围，遵守医学伦理道德，尊重患者的知情同意权和隐私权，为患者保守医疗秘密和健康隐私，维护患者合法权益，防止产生不必要的道德或法律问题。尊重患者被救治的权利，不因种族、宗教、地域、贫富、地位、残疾、疾病等歧视患者。

（五）积极参与公共卫生和疾病预防控制工作的义务

现代护理学理论告诉我们，健康是人类共同追求的目标，护理的目标是使每个人达到最大程度的健康，这是一个崇高的目标。因此，当发生自然灾害、公共卫生事件等严重威胁公众生命健康的突发事件，护士应当服从县级以上人民政府卫生主管部门或者所在医疗卫生机构的安排，参加医疗救护。积极参加上级安排的指令性医疗任务和社会公益性的扶贫、义诊、助残、支农、援外等活动，主动开展公众健康教育。为实现自己崇高的职业目标而努力奋斗，投身于紧急的医疗救护之中，用自己的实际行动，为人民的健康，为护理事业的发展作出自己应有的贡献。

除此以外，执业护士还应该重视有关正确书写包括护理记录在内等病历材料的问题。严格按照要求及时、准确、完整、规范书写病历，认真管理，不伪造、隐匿或违规涂改、销毁病历。

第四节 法律责任

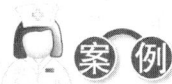

案例

某厂矿医院的护士，在为厂里的职工体检过程中，发现自己厂子里的某女职工甲有先天性的阴道闭锁。该护士在下班回家的班车上，就将甲先天的生殖器官缺陷告知了乙和周边的同事，结果很快这个消息就在厂区内播散开了，后来甲了解到这个情况以后，就很害羞，最后一时没想开，就自杀了。

问：该护士是否该承担法律责任？

一、 卫生主管部门的法律责任

卫生主管部门的工作人员未依照《护士条例》规定履行职责，在护士监督管理工作中滥用职权、徇私舞弊，或者有其他失职、渎职行为的，依法给予处分；构成犯罪的，依法追究刑事责任。

二、 医疗机构的法律责任

（一） 低于护士配备标准、使用不符合规定人员从事护士工作的法律责任

医疗卫生机构违反规定，护士的配备数量低于国务院卫生主管部门规定的护士配备标准的；或允许未取得护士执业证书的人员或者允许未依照本条例规定办理执业地点变更手续、延续执业注册有效期的护士在本机构从事诊疗技术规范规定的护理活动的，由县级以上地方人民政府卫生主管部门依据职责分工责令限期改正，给予警告；逾期不改正的，根据国务院卫生主管部门规定的护士配备标准和在医疗卫生机构合法执业的护士数量核减其诊疗科目，或者暂停其6个月以上1年以下执业活动；国家举办的医疗卫生机构有上述情形之一、情节严重的，还应当对负有责任的主管人员和其他直接责任人员依法给予处分。

（二） 未保证护士权利的法律责任

医疗卫生机构有未执行国家有关工资、福利待遇等规定的；对在本机构从事护理工作的护士，未按照国家有关规定足额缴纳社会保险费用的；未为护士提供卫生防护用品，或者未采取有效的卫生防护措施、医疗保健措施的；对在艰苦边远地区工作，或者从事直接接触有毒有害物质、有感染传染病危险工作的护士，未按照国家有关规定给予津贴的，依照有关法律、行政法规的规定给予处罚；国家举办的医疗卫生机构

有上述情形之一、情节严重的，还应当对负有责任的主管人员和其他直接责任人员依法给予处分。

三、 护士违反法定义务应当承担的法律责任

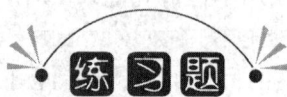

（1）护士在执业活动中有下列情形之一的，由县级以上地方人民政府卫生主管部门依据职责分工责令改正，给予警告；情节严重的，暂停其6个月以上1年以下执业活动，直至由原发证部门吊销其护士执业证书：

①发现患者病情危急未立即通知医师的。

②发现医嘱违反法律、法规、规章或者诊疗技术规范的规定，未依照本条例第十七条的规定提出或者报告的（如果发现医嘱有误，应及时提出或报告；如果医生执意要求护士执行，其后果由医生承担；如果盲目执行错误医嘱，则医生护士共同承担法律责任）。

③泄露患者隐私的。

④发生自然灾害、公共卫生事件等严重威胁公众生命健康的突发事件，不服从安排参加医疗救护的。

（2）护士在执业活动中造成医疗事故的，依照医疗事故处理的有关规定承担法律责任。

四、 其他法律责任

扰乱医疗秩序，阻碍护士依法开展执业活动，侮辱、威胁、殴打护士，或者有其他侵犯护士合法权益行为的，由公安机关依照治安管理处罚法的规定给予处罚；构成犯罪的，依法追究刑事责任。

考点提示

护士违反法定义务的法律责任

练习题

一、选择题

A₁ 型题

1.《护士条例》的根本宗旨是（   ）。

    A. 维护护士合法权益

    B. 促进护理事业发展，保障医疗安全和人体健康

    C. 规范护理行为

    D. 保持护士队伍稳定

    E. 保证护理专业性

2. 申请注册的护理专业毕业生，应在教学或综合医院完成临床实习，其时限至少为（   ）。

A. 6 个月   B. 8 个月

C. 10 个月   D. 12 个月

E. 3 个月

3.《护士条例》的生效时间是（   ）。

    A. 1993 年 3 月 26 日   B. 1994 年 1 月 1 日

    C. 2008 年 1 月 31 日   D. 2008 年 5 月 12 日

    E. 2004 年 5 月 20 日

4. 以下可以作为申请护士执业注册的学历证书是（   ）。

    A. 成人高等学校全日制护理学专业专升本毕业证书

    B. 普通中等专业学校三年制全日制普通中专毕业证书

    C. 普通高等学校夜大护理学专业大专毕业证书

    D. 高等教育自学护理专业本科毕业证书

    E. 重点高等医学教育机构网络教育毕业证书

5. 护士在执业过程中，应当遵守（   ）。

    A. 法律   B. 法规

    C. 规章   D. 诊疗技术规范

    E. 以上都对

6. 护理从事护理活动唯一合法的法律文书是（   ）。

    A.《护士条例》   B.《护士执业证书》

    C.《护理或助产专业毕业证书》   D.《护士管理办法》

    E.《医疗事故处理条例》

7. 对于卫生医疗机构中发生殴打护士的情形，进行行政处罚的机关是（   ）。

    A. 医疗卫生机构保卫部门   B. 卫生管理机构

    C. 医疗卫生机构   D. 公安机关

    E. 劳动保障部机构

8. 以下不属于护士执业注册种类的是（   ）。

    A. 护士延期执业注册   B. 护士首次执业注册

    C. 护士变更执业注册   D. 护士再次执业注册

    E. 护士注销执业注册

9. 护士首次执业注册超过通过护士职业资格考试 3 年的，需在省、自治区、直辖市卫生行政部门规定的教学、综合医院接受（   ）的临床护理培训并考核合格。

    A. 3 个月   B. 6 个月

    C. 8 个月   D. 10 个月

    E. 一年

10. 护士在执业活动中有下列情形之一的，应当承担相应的法律责任，除了（   ）。

    A. 发现患者病情危急未立即通知医师的

    B. 泄露患者隐私的

    C. 发现患者病情危急，立即通知医师，在医师不能马上赶到时的情况下，先行实施必要的紧急救护的

D. 发生严重威胁公众生命健康的突发事件，不服从安排参加医疗救护的

E. 发现医嘱违反法律、法规、规章或者诊疗技术规范的规定，未依照向医师提出或者未按规定向相关负责人报告的

11. 护士发现医师医嘱可能存在错误，但仍然执行错误医嘱，对患者造成严重后果，该后果的法律责任承担者是（　　）。

A. 开写医嘱的医师 　　　　　　B. 执行医嘱的护士

C. 医师和护士共同承担 　　　　D. 医师和护士无需承担责任

E. 医疗机构承担责任

12. 护士在紧急情况下为抢救患者生命实施必要的紧急救护，应当做到以下几点，但不包括（　　）。

A. 必须依照诊疗技术规范 　　　B. 必须有医师在场指导

C. 根据患者的实际情况和自身能力水平进行力所能及的救护

D. 避免对患者造成伤害

E. 立即通知医师

13. 护士执业注册的有效期为（　　）。

A. 3 年 　　　　　　　　　　　B. 5 年

C. 8 年 　　　　　　　　　　　D. 10 年

E. 终生

14. 当护士变更执业地点时，应（　　）。

A. 维持原注册地点 　　　　　　B. 注销护士执业证书

C. 重新办理护士执业证 　　　　D. 办理执业注册变更

E. 申请延迟护士注册

15. 以下护士在执业活动中的表现，错误的是（　　）。

A. 发现患者病情危急，立即通知医师

B. 抢救垂危患者时，不能实施紧急救护，必须遵医嘱

C. 医师不能马上赶到时，护士应当先行实施必要的紧急救护

D. 发现医嘱违反诊疗技术规范规定，如有必要，向该医师所在科室负责任报告

E. 发现医嘱违反法律、法规、规章或者诊疗技术规范规定，向开具医嘱的医师提出

A₂ 型题

16. 患者女 26 岁，因"婚后一年有余，未避孕，仍未孕"，现诊断为"不孕症"而入院治疗，经过妇科体检时，发现该患者有尖锐湿疣。护士将此信息告诉了科室内其他护士及患者，该护士的属于（　　）。

A. 渎职行为 　　　　　　　　　B. 违背了保护患者隐私的义务

C. 侵犯患者的同意权 　　　　　D. 侵犯患者的生命健康权

E. 侵犯患者的知情权

二、思考题

护士的权利和义务有哪些内容？

三、案例分析

患者，女，76岁。咳嗽、憋气及发热2个月入院。初步诊断为慢性支气管炎并发感染，肺心病及肺气肿。入院后由护士甲为其静脉输液。甲在患者右臂肘上3cm处扎上止血带，当完成静脉穿刺固定针头后，由于患者的衣袖滑下来将止血带盖住，所以忘记解下止血带。随后甲要去给自己的孩子喂奶，交护理员乙继续完成医嘱。乙先静脉推注药液，然后接上输液管进行补液。在输液过程中，患者多次提出"手臂疼及滴速太慢"等，乙认为疼痛是由于四环素刺激静脉所致，并且解释说："因为病情的原因，静脉点滴的速度不宜过快"。经过6个小时，输完了500ml液体，由护士丙取下输液针头，发现局部轻度肿胀，以为是少量液体外渗所致，未予处理。静脉穿刺9个半小时后，因患者局部疼痛而做热敷时，家属才发现止血带还扎着，于是立即解下来并报告护理员乙，乙查看后嘱继续热敷，但并未报告医生。

止血带松解后4h，护理员乙发现患者右前臂掌侧有2cm×2cm水泡两个，误认为是热敷引起的烫伤，仍未报告和处理。又过了6个小时，右前臂高度肿胀，水泡增多而且手背发紫，护理员乙才向医生和院长报告。院长组织会诊决定转上级医院，因未联系到救护车暂行对症处理。两天后，患者右前臂远端2/3已呈紫色，只好乘拖拉机送往上级医院。为等待家属意见，转院后第三天才行右上臂中下1/3截肢术。术后伤口愈合良好。但因患者年老体弱加上中毒感染引起心、肾功能衰竭，于术后一周死亡。经医疗事故鉴定委员会鉴定，结论为一级医疗责任事故，家属要求医院予以赔偿。

处理：①护士甲给予行政降职处分；②护理员乙给予行政记过处分；③院长给予行政警告处分；④将本次事故通报本地区各县医院；⑤免去患者全部住院费，并给家属一次性补偿5000元。

分析：该案例中护士承担法律责任的法律依据有哪些？

第十一单元　传染病防治法律制度

要点导航

1. 掌握法定传染病的分类，传染病的防控制措施、报告制度，艾滋病的防控措施。

2. 熟悉传染病的通报制度，医疗救治措施以及艾滋病的治疗与救助措施，医疗机构的法律责任。

3. 了解传染病防治法的概念及发展历程。

传染病在世界范围内广泛发生、传播和流行，严重威胁着人民的生命健康。为了防治、消除传染病，我国颁布了相关的法律、法规。护理专业学生应该自觉做到学法、懂法、守法、用法。即通过学习，熟知这些法律、法规，在临床护理实践中，学会用法律的理念来指导、评价自己的护理行为。本章主要介绍《中华人民共和国传染病防治法》、《艾滋病防治条例》的相关知识。

第一节　传染病防治法律制度概述

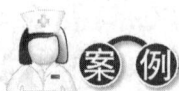

案例

某社区为普及《传染病防治法》，邀请某卫校的陈老师为居民进行知识讲座。讲座结束后，居民马大爷说陈老师某些内容讲错了，他认为甲类传染病是 5 种而不是 2 种，即鼠疫、霍乱、传染性非典型肺炎、肺炭疽和人感染高致病性禽流感。

请问如果你是陈老师，该如何解答？

一、传染病防治法的概念

传染病防治法是调整在预防、控制和消除传染病的发生和流行、保障人体健康和公共卫生活动中产生的各种社会关系的法律规范的总称。

传染病防治法有狭义、广义之分。狭义的传染病防治法仅指《中华人民共和国传染病防治法》（以下简称《传染病防治法》）；广义的传染病防治法除《传染病防治法》外，还包括与传染病防治有关的法规、制度，如：《中华人民共和国传染病防治法实施办法》、《突发公共卫生事件应急条例》、《传染性非典型肺炎防治管理办法》、《艾滋病防治条例》、《医疗机构传染病预检分诊管理办法》等。

二、 传染病防治法的发展历程和适用范围

(一) 传染病防治法的发展历程

(1) 1955 年 7 月 5 日，卫生部颁布《传染病管理办法》。

(2) 1978 年 9 月 20 日，卫生部颁布《中华人民共和国急性传染病管理条例》。

(3) 1989 年 2 月 21 日，第七届全国人大常委会第 6 次会议通过并颁布《中华人民共和国传染病防治法》，自 1989 年 9 月 1 日起施行。

(4) 2004 年 8 月 28 日，第十届全国人大常委会第 11 次会议对《中华人民共和国传染病防治法》进行了修订，自 2004 年 12 月 1 日起施行。

(二) 传染病防治法的适用范围

《传染病防治法》规定，在中华人民共和国领域内的一切单位和个人，必须接受疾病预防控制机构、医疗机构有关传染病的调查、检验、采集样本、隔离治疗等预防、控制措施，如实提供有关情况。

这里的一切单位和个人包含两个方面：一是在我国领域内的中国单位和个人；二是在我国领域内的外国单位、外国人以及无国籍人员，外交人员也不例外。

三、 法定传染病的分类

根据传染病对人体健康和社会的危害程度以及我国的实际情况，《传染病防治法》将 39 种急、慢性传染病确定为法定传染病，分为甲、乙、丙三类。

1. 甲类传染病 (2 种)
鼠疫、霍乱。

2. 乙类传染病 (26 种)
传染性非典型肺炎、艾滋病、病毒性肝炎、脊髓灰质炎、人感染高致病性禽流感、甲型 H1N1 流感、麻疹、流行性出血热、狂犬病、流行性乙型脑炎、登革热、炭疽、细菌性和阿米巴性痢疾、肺结核、伤寒和副伤寒、流行性脑脊髓膜炎、百日咳、白喉、新生儿破伤风、猩红热、布鲁氏菌病、淋病、梅毒、钩端螺旋体病、血吸虫病、疟疾。

3. 丙类传染病 (11 种)
流行性感冒、流行性腮腺炎、风疹、急性出血性结膜炎、麻风病、流行性和地方性斑疹伤寒、黑热病、包虫病、丝虫病，除霍乱、细菌性和阿米巴性痢疾、伤寒和副伤寒以外的感染性腹泻病、手足口病。

上述规定以外的其他传染病，根据其暴发、流行情况和危害程度，需要列入乙类、丙类传染病的，由国务院卫生行政部门决定并予以公布；国务院可根据情况，增加或减少甲类传染病病种，并予公布。

直通护考

《传染病防治法》规定，以下属于甲类传染病的是（　　）。

A. 鼠疫、霍乱

B. 鼠疫、传染性非典型肺炎

C. 霍乱、艾滋病

D. 传染性非典型肺炎、人感染高致病性禽流感

E. 艾滋病、人感染高致病性禽流感

正确答案：A

《传染病防治法》还规定，对乙类传染病中传染性非典型肺炎、炭疽中的肺炭疽、人感染高致病性禽流感和甲型H1N1流感，采取本法所称甲类传染病的预防、控制措施。其他乙类传染病和突发原因不明的传染病需要采取本法所称甲类传染病的预防、控制措施的，由国务院卫生行政部门及时报经国务院批准后予以公布、实施。省、自治区、直辖市人民政府对本行政区域内常见、多发的其他地方性传染病，可以根据情况决定按照乙类或者丙类传染病管理并予以公布，报国务院卫生行政部门备案。

考点提示

法定传染病的分类

第二节　传染病的防治

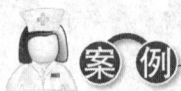

案例

某市传染病医院欲将一名"非典"居民收治住院，但该患者拒绝住院治疗而擅自回家。随后，医院请求市公安局协助，强行将该患者进行隔离治疗。

请问该患者被强制隔离治疗是否合法？法律依据是什么？

《传染病防治法》规定，国家对传染病防治实行预防为主的方针，防治结合、分类管理、依靠科学、依靠群众。这是关于传染病防治方针与原则的规定，是防治传染病的指导思想。

在传染病防治工作中，要突出预防的重要性，把预防贯穿于传染病防治的全过程，把预防与疫情控制、医疗救治相互结合起来，充分发挥医学科学研究的作用，发动广大群众共同参与，群防群治，团结协作，众志成城，最终达到控制，进而消除传染病的目的。

一、传染病的预防

传染病的预防是《传染病防治法》的重要内容，是贯彻传染病"预防为主"方针的集中体现。

（一）开展爱国卫生运动，消除传播媒介

各级人民政府及其各部门要各司其职，分工合作，组织开展群众性爱国卫生运动，改善城乡环境卫生面貌，加强环境卫生建设，改造公共卫生设施，改善饮用水卫生条件，改水改厕，除"四害"，对污水、污物、粪便进行无害化处置，清除鼠、蚊、蝇等病媒生物的孳生场所，消除传播媒介。

（二）加强卫生健康教育，提高防病能力

各级人民政府及相关部门要广泛进行传染病预防知识和防治措施为主要内容的卫生健康教育，倡导文明健康的生活方式，养成良好的卫生习惯，提高公众对传染病的防治意识和应对能力。

（三）实行预防接种制度，增强免疫能力

预防接种是国家贯彻预防为主方针、保护易感人群的重要措施。《传染病防治法》

规定，国家实行有计划的预防接种制度，对儿童实行预防接种证制度，国家免疫规划项目的预防接种实行免费，从制度上保证了对人群普遍实行预防接种，达到控制和消除对人群，特别是对儿童危害较严重的传染病的目的。

（四）建立监测、预警制度，适时公布信息

《传染病防治法》规定，国家建立传染病监测制度、传染病预警制度。

1. 传染病监测的目的是为了做到早期预警

传染病监测是指持续地、系统地收集、分析、解释与传染病预防控制有关的资料（包括流行病学资料收集、信息确证、风险分析等几个方面）。

传染病监测工作是各级疾病预防控制机构的主要职责之一，要重点对四种情况做好监测：①传染病的发生、流行。②影响传染病发生、流行的因素。③国外发生、国内尚未发生的传染病。④国内新发生的传染病。

2. 传染病预警是以有效监测为基础

通过监测，收集到传染病发生及其影响因素的信息，运用科学的方法和手段，预测传染病发生、发展和流行趋势。《传染病防治法》规定，国务院卫生行政部门和省、自治区、直辖市人民政府根据传染病发生、流行趋势的预测，及时发出传染病预警，根据情况予以公布。

（五）遵守各项卫生制度，筑牢预防防线

1. 控制传染源制度

（1）传染病患者、病原携带者和疑似传染病患者，在治愈前或者在排除传染病嫌疑前，不得从事法律、行政法规和国务院卫生行政部门规定禁止从事的易使该传染病扩散的工作。

（2）对被传染病病原体污染的污水、污物、场所和物品，有关单位和个人必须在疾病预防控制机构的指导下或者按照其提出的卫生要求，进行严格消毒处理。

（3）与人畜共患传染病有关的野生动物、家畜家禽，经检疫合格后，方可出售、运输。

2. 防止医源性感染制度

（1）医疗机构必须严格执行国务院卫生行政部门规定的管理制度、操作规范，防止传染病的医源性感染和医院感染。

（2）疾病预防控制机构、医疗机构的实验室和从事病原微生物实验的单位，应当符合国家规定的条件和技术标准，建立严格的监督管理制度，对传染病病原体样本按照规定的措施实行严格监督管理，严防传染病病原体的实验室感染和病原微生物的扩散。

3. 血液管理制度

（1）采供血机构、生物制品生产单位必须严格执行国家有关规定，保证血液、血液制品的质量。

（2）禁止非法采集血液或者组织他人出卖血液。疾病预防控制机构、医疗机构使用血液和血液制品，必须遵守国家有关规定，防止因输入血液、使用血液制品引起经血液传播疾病的发生。

4. 菌种、毒种管理制度

国家建立传染病菌种、毒种库。对传染病菌种、毒种和传染病检测样本的采集、

保藏、携带、运输和使用实行分类管理，建立健全严格的管理制度。

5. 疫源地建设项目管理制度

在国家确认的自然疫源地计划兴建水利、交通、旅游、能源等大型建设项目的，应当事先由省级以上疾病预防控制机构对施工环境进行卫生调查。建设单位应当根据疾病预防控制机构的意见，采取必要的传染病预防、控制措施。

二、 传染病的疫情报告、 通报和公布

（一）疫情信息报告

1. 疫情报告人

（1）任何单位和个人发现传染病患者或者疑似传染病患者时，应当及时向附近的疾病预防控制机构或者医疗机构报告。这是《传染病防治法》关于传染病疫情的义务报告人的规定，明确了任何单位和个人报告传染病疫情的义务，有利于及时发现和控制传染病。

（2）疾病预防控制机构、医疗机构和采供血机构及其执行职务的人员是《传染病防治法》规定的传染病疫情的法定报告人，具有明确的法定责任，必须按照相关规定报告，不履行报告责任就要承担相应的法律责任。

（3）港口、机场、铁路疾病预防控制机构以及国境卫生检疫机关发现甲类传染病患者、病原携带者、疑似传染病患者时，应当按照国家有关规定立即向国境口岸所在地的疾病预防控制机构或者所在地县级以上地方人民政府卫生行政部门报告并互相通报。

（4）军队医疗机构向社会公众提供医疗服务，发现前款规定的传染病疫情时，应当按照国务院卫生行政部门的规定报告。

2. 收集、分析疫情信息

疾病预防控制机构应当设立或者指定专门的部门、人员负责传染病疫情信息管理工作，主动收集、分析、调查、核实传染病疫情信息，及时对疫情报告进行核实、分析。接到甲类、乙类传染病疫情报告或者发现传染病暴发、流行时，应当按照规定的程序进行报告。

3. 报告的要求

《传染病防治法》规定，负有传染病疫情报告职责的人民政府有关部门、疾病预防控制机构、医疗机构、采供血机构及其工作人员，不得隐瞒、谎报、缓报传染病疫情。

（二）疫情信息通报

1. 自上而下通报

（1）国务院卫生行政部门应当及时向各省、自治区、直辖市人民政府卫生行政部门通报全国传染病疫情以及监测、预警的相关信息。

（2）县级以上地方人民政府卫生行政部门应当及时向本行政区域内的疾病预防控制机构和医疗机构通报传染病疫情以及监测、预警的相关信息。接到通报的疾病预防控制机构和医疗机构应当及时告知本单位的有关人员。

2. 横向通报

（1）国务院卫生行政部门应当及时向国务院其他有关部门通报全国传染病疫情以

及监测、预警的相关信息。

（2）毗邻的以及相关的地方人民政府卫生行政部门，应当及时互相通报本行政区域的传染病疫情以及监测、预警的相关信息。

（3）县级以上人民政府有关部门发现传染病疫情时，应当及时向同级人民政府卫生行政部门通报。

（4）中国人民解放军卫生主管部门发现传染病疫情时，应当向国务院卫生行政部门通报。

（5）动物防疫机构和疾病预防控制机构，应当及时互相通报动物间和人间发生的人畜共患传染病疫情以及相关信息。

（三）疫情信息公布

国家建立传染病疫情信息公布制度。公布传染病疫情信息应当及时、准确。

国务院卫生行政部门定期公布全国传染病疫情信息。省、自治区、直辖市人民政府卫生行政部门定期公布本行政区域的传染病疫情信息。传染病暴发、流行时，国务院卫生行政部门负责向社会公布传染病疫情信息，并可以授权省、自治区、直辖市人民政府卫生行政部门向社会公布本行政区域的传染病疫情信息。

三、传染病的疫情控制

传染病的疫情控制是指在传染病发生或暴发、流行时，政府及有关部门为了防止传染病的扩散和蔓延而采取的控制措施。

（一）医疗机构采取的控制措施

（1）对甲类传染病、乙类传染病中的传染性非典型肺炎、炭疽中的肺炭疽、人感染高致病性禽流感和甲型 H1N1 流感的患者、病原携带者，予以隔离治疗；对上述传染病的疑似患者，确诊前在指定场所单独隔离治疗；对医疗机构内的上述传染病患者、病原携带者、疑似患者的密切接触者，在指定场所进行医学观察和采取其他必要的预防措施。拒绝隔离治疗或者隔离期未满擅自脱离隔离治疗的，可以由公安机关协助医疗机构采取强制隔离治疗措施。

（2）发现乙类（不包括传染性非典型肺炎、炭疽中的肺炭疽、人感染高致病性禽流感和甲型 H1N1 流感）或者丙类传染病患者，应当根据病情采取必要的治疗和控制传播措施。

（3）对本单位内被传染病病原体污染的场所、物品以及医疗废物，必须依照法律、法规的规定实施消毒和无害化处置。

> **直通护考**
>
> 根据《传染病防治法》的规定，下列哪个传染病的患者、病原携带者不需要采取隔离治疗的措施是（　　）。
>
> A. 传染性非典型肺炎
>
> B. 肺炭疽
>
> C. 艾滋病
>
> D. 人感染高致病性禽流感
>
> E. 鼠疫
>
> 正确答案：C

（二）疾病预防控制机构采取的控制措施

（1）对传染病疫情进行流行病学调查，根据调查情况提出划定疫点、疫区的建议，对被污染的场所进行卫生处理，对密切接触者，在指定场所进行医学观察和采取其他必要的预防措施，并向卫生行政部门提出疫情控制方案。

（2）传染病暴发、流行时，对疫点、疫区进行卫生处理，向卫生行政部门提出疫情控制方案，并按照卫生行政部门的要求采取措施。

（3）指导下级疾病预防控制机构实施传染病预防、控制措施，组织、指导有关单位对传染病疫情的处理。

（三）县级以上人民政府采取的控制措施

1. 隔离措施

对已经发生甲类传染病病例的场所或者该场所内的特定区域的人员，所在地的县级以上地方人民政府可以实施隔离措施，并同时向上一级人民政府报告。

2. 紧急控制措施

传染病暴发、流行时，县级以上地方人民政府应当立即组织力量，按照预防、控制预案进行防治，切断传染病的传播途径，必要时，报经上一级人民政府决定，可以采取下列紧急措施并予以公告：

（1）限制或者停止集市、影剧院演出或者其他人群聚集的活动。

（2）停工、停业、停课。

（3）封闭或者封存被传染病病原体污染的公共饮用水源、食品以及相关物品。

（4）控制或者捕杀染疫野生动物、家畜家禽。

（5）封闭可能造成传染病扩散的场所。

3. 宣布疫区和疫区封锁

甲类、乙类传染病暴发、流行时，县级以上地方人民政府报经上一级人民政府决定，可以宣布本行政区域部分或者全部为疫区；国务院可以决定并宣布跨省、自治区、直辖市的疫区。县级以上地方人民政府可以在疫区内采取紧急措施，并对出入疫区的人员、物资和交通工具实施卫生检疫。

省、自治区、直辖市人民政府可以决定对本行政区域内的甲类传染病疫区实施封锁；但是，封锁大、中城市的疫区或者封锁跨省、自治区、直辖市的疫区，以及封锁疫区导致中断干线交通或者封锁国境的，由国务院决定。

4. 调集人员和物资

传染病暴发、流行时，县级以上地方人民政府有权在管辖的行政区域内紧急调集人员或者调用储备物资，临时征用房屋、交通工具以及相关设施、设备。对于调集的人员要给予合理报酬，对于调用的设备物资要给予补偿，能返还的应当及时返还。

（四）其他控制措施。

1. 尸体处理

患甲类传染病、炭疽死亡的，应当将尸体立即进行卫生处理，就近火化。患其他传染病死亡的，必要时，应当将尸体进行卫生处理后火化或者按照规定深埋。为了查找传染病病因，医疗机构在必要时可以按照国务院卫生行政部门的规定，对传染病患者尸体或者疑似传染病患者尸体进行解剖查验，并应当告知死者家属。

2. 疫区污染品的管理

疫区中被传染病病原体污染或者可能被传染病病原体污染的物品，经消毒可以使用的，应当在当地疾病预防控制机构的指导下，进行消毒处理后，方可使用、出售和运输。

3. 药品和医疗器械的生产与运输

传染病暴发、流行时，药品和医疗器械生产、供应单位应当及时生产、供应防治传染病的药品和医疗器械。铁路、交通、民用航空经营单位必须优先运送处理传染病疫情的人员以及防治传染病的药品和医疗器械。

四、 传染病的医疗救治

（一）建设医疗救治服务网络

（1）县级以上人民政府应当加强和完善传染病医疗救治服务网络的建设，指定具备传染病救治条件和能力的医疗机构承担传染病救治任务，或者根据传染病救治需要设置传染病医院。

（2）医疗机构的基本标准、建筑设计和服务流程，应当符合预防传染病医院感染的要求。

（二）医疗救治遵守的制度规定

（1）医疗机构应当按照国务院卫生行政部门规定的传染病诊断标准和治疗要求，采取相应措施，提高传染病医疗救治能力。

（2）医疗机构应当对传染病患者或者疑似传染病患者提供医疗救护、现场救援和接诊治疗，书写病历记录以及其他有关资料，并妥善保管。

（3）医疗机构应当实行传染病预检、分诊制度。对传染病患者、疑似传染病患者，应当引导至相对隔离的分诊点进行初诊。

> **考点提示**
>
> 传染病疫情的预防控制措施及报告制度

第三节　法律责任

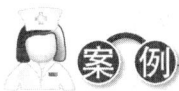

案例

2010 年 4 月 5 日～26 日，某村陆续出现 16 个小孩患手足口病，该县疾病预防控制中心接到报告后，立即组织人员进行调查与处理。经查，此次手足口病流行是由于该村诊所聚集患者治疗、无消毒隔离设施、隐瞒病情所致。

请问该诊所应当承担什么法律责任？法律依据是什么？

为了保障传染病防治工作的顺利进行，《传染病防治法》规定对违反传染病防治管理法律法规的行为，将予以处罚，追究其相应的法律责任。

一、 各级人民政府及其相关部门的违法责任

地方各级人民政府及其相关部门未履行本法规定的相应职责，情节较轻者，由上级人民政府及有其关部门责令改正，通报批评；造成传染病传播、流行或者其他严重后果的，对负有责任的主管人员，依法给予行政处分；构成犯罪的，依法追究刑事责任。

二、 疾病预防控制机构的违法责任

疾病预防控制机构违反本法规定，有下列情形之一的，由县级以上人民政府卫生行政部门责令限期改正，通报批评，给予警告；对负有责任的主管人员和其他直接责任人员，依法给予降级、撤职、开除的处分，并可以依法吊销有关责任人员的执业证书；构成犯罪的，依法追究刑事责任：

（1）未依法履行传染病监测职责的。

（2）未依法履行传染病疫情报告、通报职责，或者隐瞒、谎报、缓报传染病疫情的。

（3）未主动收集传染病疫情信息，或者对传染病疫情信息和疫情报告未及时进行分析、调查、核实的。

（4）发现传染病疫情时，未依据职责及时采取本法规定的措施的。

（5）故意泄露传染病患者、病原携带者、疑似传染病患者、密切接触者涉及个人隐私的有关信息、资料的。

三、 医疗机构的违法责任

医疗机构违反本法规定，有下列情形之一的，由县级以上人民政府卫生行政部门责令改正，通报批评，给予警告；造成传染病传播、流行或者其他严重后果的，对负有责任的主管人员和其他直接责任人员，依法给予降级、撤职、开除的处分，并可以依法吊销有关责任人员的执业证书；构成犯罪的，依法追究刑事责任：

（1）未按照规定承担本单位的传染病预防、控制工作、医院感染控制任务和责任区域内的传染病预防工作的。

（2）未按照规定报告传染病疫情，或者隐瞒、谎报、缓报传染病疫情的。

（3）发现传染病疫情时，未按照规定对传染病患者、疑似传染病患者提供医疗救护、现场救援、接诊、转诊的，或者拒绝接受转诊的。

（4）未按照规定对本单位内被传染病病原体污染的场所、物品以及医疗废物实施消毒或者无害化处置的。

（5）未按照规定对医疗器械进行消毒，或者对按照规定一次使用的医疗器具未予销毁，再次使用的。

（6）在医疗救治过程中未按照规定保管医学记录资料的。

（7）故意泄露传染病患者、病原携带者、疑似传染病患者、密切接触者涉及个人隐私的有关信息、资料的。

四、 其他单位违法责任

其他单位如采供血机构、国境卫生检疫机关、动物防疫机构、饮用水供水单位、消毒产品生产单位、生物制品生产单位、从事病原微生物实验的单位以及铁路、交通、民用航空经营单位等，违反本法的相应规定，情节较轻的，由上级主管部门责令改正，通报批评，给予警告；造成传染病传播、流行或者其他严重后果的，对负有责任的主管人员和其他直接责任人员依法给予降级、撤职、开除的处分，并可以依法吊销有关的执业许可证；构成犯罪的，依法追究刑事责任。

> **考点提示**
>
> 疾病预防控制机构、医疗机构的违法责任

知识链接

◔ 《刑法》中规定的危害公共卫生罪 ◔

刑法第330条至337条规定的危害公共卫生罪有：①妨害传染病防治罪；②传染病菌种、毒种扩散罪；③妨害国境卫生检疫罪；④非法组织卖血罪、强迫卖血罪；⑤非法采集、供应血液，制作、供应血液制品罪；⑥医疗事故罪；⑦非法行医罪；⑧妨害动植物防疫、检疫罪。

第四节 艾滋病的防治管理

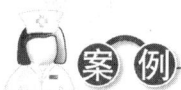

案例

一名身患肺癌的艾滋病病毒携带者先后两次求医被拒。为了生存，该患者在第三次求医时，私改病历隐瞒艾滋病病情，最终手术顺利进行。

请问拒绝提供治疗的医院是否违法？为什么？艾滋病患者应得到哪些关怀？

一、 艾滋病的概述

（一）艾滋病的定义

艾滋病，是指人类免疫缺陷病毒（艾滋病病毒）引起的获得性免疫缺陷综合征（acquired immune deficiency syndrome，AIDS）。

1981年，一种新的传染病在美国被发现；1982年，这种新的疾病被命名"获得性免疫缺陷综合征"，中文音译为艾滋病；1986年，国际微生物学会及病毒分类学会将引起这一疾病的病毒统一命名为人类免疫缺陷病毒（HIV），即艾滋病病毒。

（二）艾滋病的传播途径

艾滋病主要通过性接触、血液和母婴三种途径传播。与艾滋病患者及艾滋病病毒

感染者的日常生活和工作接触不会感染艾滋病。

> **知识链接**
>
> 1988年1月，世界卫生组织将每年的12月1日定为世界艾滋病日，号召世界各国和国际组织在这一天举办相关活动，宣传和普及预防艾滋病的知识。

> **知识链接**
>
> ❧ **我国艾滋病的基本情况** ❧
>
> 根据卫生部2012年11月28日举行的艾滋病防治工作媒体通气会上披露的信息，我国自1985年发现首例艾滋病患者至2012年10月底，全国累计报告艾滋病病毒感染者和患者492191名，存活的感染者和患者有383285名。2012年1月～10月，我国新报告艾滋病病毒感染者和患者68802例，其中经性传播途径感染比例继续增大。

二、艾滋病的防治管理

为了预防、控制艾滋病的发生与流行，保障人体健康和公共卫生，2006年1月18日，国务院第122次常务会议通过，并颁布了《艾滋病防治条例》，同年3月1日起施行。

该条例规定，艾滋病防治工作坚持预防为主、防治结合的方针，建立政府组织领导、部门各负其责、全社会共同参与的机制，加强宣传教育，采取行为干预和关怀救助等措施，实行综合防治。其主要内容如下：

（一）宣传教育

（1）地方各级人民政府及其有关部门应当广泛开展多种形式的艾滋病防治宣传教育活动，全面普及艾滋病防治知识，使公众了解、掌握艾滋病防治知识和办法，消除公众对艾滋病病毒感染者、艾滋病患者及其家属的歧视，建立文明健康的生活方式，努力营造良好的艾滋病防治的社会环境。

（2）县级以上人民政府教育主管部门应当指导、督促高等院校、中等职业学校和普通中学将艾滋病防治知识纳入有关课程，开展相关课外教育活动，组织学生学习艾滋病防治知识。

（3）广播、电视、报刊、互联网等新闻媒体应当开展艾滋病防治的公益宣传。

（二）预防与控制

（1）国家建立健全艾滋病监测网络。疾病预防控制机构负责对艾滋病发生、流行以及影响其发生、流行的因素开展监测活动。

（2）国家实行艾滋病自愿咨询和自愿检测制度。县级以上地方人民政府卫生主管部门指定的医疗卫生机构，应当为自愿接受艾滋病咨询、检测的人员免费提供咨询和初筛检测。

（3）县级以上地方人民政府及其有关部门、机构应当各司其职、分工协作，采取各种有效的预防、控制措施：①推广预防艾滋病的行为干预措施，帮助有易感染艾滋病病毒危险行为的人群改变行为。②落实针对吸毒人群的艾滋病防治措施。③推广使用安全套，切断性接触传播途径。④公共场所的服务人员定期进行健康检查，持健康合格证明上岗。⑤对卫生技术人员和在执行公务中可能感染艾滋病病毒的人员，采取有效的卫生防护措施和医疗保健措施。⑥防止发生艾滋病医院感染和医源性感染以及在服刑、劳教等人员之间的传播。⑦对艾滋病病毒感染者和艾滋病患者进行医学随访。⑧严格采、供血以及用血、进口血液制品的管理，切断血液传播途径。⑨依法保护艾滋病病毒感染者、艾滋病患者及其家属的相关信息。

（三）治疗与救助

（1）医疗机构应当为艾滋病病毒感染者和艾滋病患者提供艾滋病防治咨询、诊断和治疗服务；对孕产妇提供艾滋病防治咨询和检测；对感染艾滋病病毒的孕产妇及其婴儿，提供预防艾滋病母婴传播的咨询、产前指导、阻断、治疗、产后访视、婴儿随访和检测等服务。

（2）县级以上地方人民政府应当对生活困难并符合社会救助条件的艾滋病病毒感染者、艾滋病患者及其家属给予生活救助；对生活困难的艾滋病患者遗留的孤儿和感染艾滋病病毒的未成年人接受义务教育的，免收杂费、书本费，接受学前教育和高中阶段教育的，减免学费等相关费用；应当创造条件，扶持有劳动能力的艾滋病病毒感染者和艾滋病患者，从事力所能及的生产和工作。

（3）县级以上人民政府应当采取下列艾滋病防治关怀、救助措施：①向农村艾滋病患者和城镇经济困难的艾滋病患者免费提供抗艾滋病病毒治疗药品。②对农村和城镇经济困难的艾滋病病毒感染者、艾滋病患者适当减免抗机会性感染治疗药品的费用。③向接受艾滋病咨询、检测的人员免费提供咨询和初筛检测。④向感染艾滋病病毒的孕产妇免费提供预防艾滋病母婴传播的治疗和咨询。

（四）法律责任

（1）县级以上人民政府及其有关部门未履行本条例规定的相应职责，情节较轻的，由上级人民政府及其有关部门责令改正，通报批评；造成艾滋病传播、流行或者其他严重后果的，对负有责任的主管人员和其他直接责任人员依法给予行政处分；构成犯罪的，依法追究刑事责任。

（2）医疗卫生机构未依照本条例规定履行职责，有下列情形之一的，由县级以上人民政府卫生主管部门责令限期改正，通报批评，给予警告；造成艾滋病传播、流行或者其他严重后果的，对负有责任的主管人员和其他直接责任人员依法给予降级、撤职、开除的处分，并可以依法吊销有关机构或者责任人员的执业许可证件；构成犯罪的，依法追究刑事责任：①未履行艾滋病监测职责的。②未按照规定免费提供咨询和初筛检测的。③对临时应急采集的血液未进行艾滋病检测，对临床用血艾滋病检测结果未进行核查，或者将艾滋病检测阳性的血液用于临床的。④未遵守标准防护原则，或者未执行操作规程和消毒管理制度，发生艾滋病医院感染或者医源性感染的。⑤未采取有效的卫生防护措施和医疗保健措施的。⑥推诿、拒绝治疗艾滋病病毒感染者或者艾滋病患者的其他疾病，或者对艾滋病病毒感染者、艾滋病患者未提供咨询、诊断和治疗服务的。⑦未对艾滋病病毒感染者或者艾滋病患者进行医学随访的。⑧未按照规定对感染艾滋病病毒的孕产妇及其婴儿提供预防艾滋病母婴传播技术指导的。

出入境检验检疫机构有前款第①、④、⑤项规定情形的，由其上级主管部门依照前款规定予以处罚。

> **考点提示**
>
> 艾滋病的防控措施以及治疗与救助措施

（3）其他单位如出入境检验检疫机构、计划生育技术服务机构、血站、单采血浆站等，违反本条例的规定，情节较轻的，由上级主管部门责令改正，通报批评，给予警告；造成艾滋病传播、流行或者其他严重后果的，对负有责任的主管人员和其他直接责任人员依法给予降级、撤职、开除的处分，并可以依法吊销有关的执业许可证；构成犯罪的，依法追究刑事责任。

（4）艾滋病病毒感染者或者艾滋病患者故意传播艾滋病的，依法承担民事赔偿责任；构成犯罪的，依法追究刑事责任。

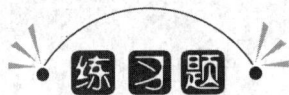

练习题

一、选择题

A₁ 型

1. 新修订后的《中华人民共和国传染病防治法》于（　　）开始施行。
   A. 1989 年 2 月 21 日 　　　　　　B. 2004 年 8 月 28 日
   C. 1989 年 3 月 21 日 　　　　　　D. 2004 年 12 月 1 日
   E. 1989 年 9 月 1 日

2. 《传染病防治法》规定的法定传染病有（　　）种。
   A. 35 　　　　　　　　　　　　　B. 28
   C. 38 　　　　　　　　　　　　　D. 40
   E. 37

3. 《传染病防治法》规定，公布传染病疫情信息时应做到（　　）。
   A. 及时、不隐瞒 　　　　　　　　B. 及时、准确
   C. 不拖延、不隐瞒 　　　　　　　D. 准确、不拖延
   E. 快速、准确

4. 在传染病的预防工作中，为了保护易感人群，国家实行的制度是（　　）。
   A. 预防保健制度 　　　　　　　　B. 爱国卫生运动
   C. 健康教育制度 　　　　　　　　D. 有计划的卫生防疫制度
   E. 有计划的预防接种制度

5. 在传染病的医疗救治过程中，医疗机构应当实行的制度是（　　）。
   A. 预检、分诊制度 　　　　　　　B. 三查、七对制度
   C. 先治疗、后付款制度 　　　　　D. 绿色通道制度
   E. 医疗救助制度

6. 《艾滋病防治条例》规定，要采取有效措施来预控艾滋病，以下措施中不符合该条例规定的是（ ）。

    A. 对艾滋病患者进行医学随访   B. 避免与艾滋病患者进行日常接触

    C. 推广使用安全套   D. 推广预防艾滋病的行为干预措施

    E. 严格采、供血管理

A$_2$ 型

7. 患者，女，36 岁，被确诊为艾滋病。她的下列行为中，不能引起艾滋病传播的是（ ）。

    A. 性行为   B. 共用注射器吸毒

    C. 胎儿分娩   D. 日常生活和工作接触

    E. 哺乳

A$_3$ 型

（8~9 题共用题干）

某社区发生急性细菌性痢疾的暴发、流行，该县人民政府立即启动预案，积极组织力量进行防治。

8. 报经上一级人民政府决定，该县人民政府可以采取下列紧急措施的是（ ）。

    A. 预防接种   B. 在指定的医学场所进行医学观察

    C. 停工、停业、停课   D. 健康检查

    E. 限制外出

9. 对紧急调集人员以及临时征用的设备、物资，该县人民政府下列做法不符合法律规定的是（ ）。

    A. 无偿征用   B. 给予补偿

    C. 及时返还   D. 给予报酬

    E. 给予卫生防护

第十二单元　医疗损害纠纷处理法律制度

要点导航

1. 掌握医疗损害责任的概念和归责原则；医疗事故的概念。
2. 熟悉《侵权责任法》中有关医疗损害责任的具体规定；医疗事故的构成要件以及医疗事故的预防、处置和法律责任。
3. 了解我国医疗损害处理的法制建设。

案例

2010 年春节前夕，被称为"中国医疗诉讼巅峰之战"的邹某诉某医院不当使用贺普丁致死患者案，经该市高级人民法院提审作出判决，患者亲属终于得到对其死亡赔偿金请求的支持。2007 年 10 月 29 日，某市某区人民法院一审此案时，法院以"医疗过错引起的纠纷，应参照《医疗事故处理条例》的赔偿范围、标准并以此为解决本案赔偿问题的依据"为由，驳回原告关于死者袁某的死亡赔偿金请求。某市第一中级人民法院二审再次驳回患方的死亡赔偿金请求。

问：同一案件为什么会有不同的判决结果？医疗过错和医疗事故在概念和法律适用上有什么区别？

近年来，有关医疗纠纷、医疗事故、医疗损害的问题成为社会关注的热点、焦点，引起了诸多的社会矛盾。医疗活动是一种特殊的科学实践活动，在实施诊疗、护理、用药的过程中往往隐藏着损伤性和风险性，从而导致医疗损害侵权、医疗纠纷时有发生，医患关系趋于紧张。因此，运用法律手段正确处理医疗损害侵权，调整医患关系，制约医疗纠纷的蔓延和扩大是十分必要的。

第一节　概　述

一、医疗纠纷的法律属性

由于医疗护理工作的特殊性和复杂性，加之认识能力和客观手段的限制，在医疗实践活动中，医疗机构或医务人员与患者及其家属之间时常产生矛盾或冲突，从而引发医疗纠纷。

医疗纠纷泛指患者与医疗机构或医务人员在形成了医疗法律关系的基础上，就医疗法律行为的需求、采取的手段、期望的结果及双方权利义务的认识上产生分歧，一方（或多方）当事人认为另一方（或多方）当事人在提供医疗服务或履行法定义务和约定义务时存在过错，应当承担违约责任或侵权责任予以赔偿而引起的纠纷。

常见的医疗纠纷主要有两种：一是医疗服务的提供者与接受者之间对医疗行为及其后果是否侵权及侵权责任的争议，即医疗侵权纠纷；二是基于医疗行为，在医方（医疗机构）与患方（患者或者患者近亲属）之间产生的医疗合同是否违约及违约责任的争议，即医疗违约纠纷。除此以外，还有因患者缺乏基本的医学知识，对正确的医疗处理、疾病的自然转归和难以避免的并发症以及医疗中的意外事故不理解或是由于患者的毫无道理的责难而引起的其他医疗纠纷。

积极预防和正确处理医疗侵权纠纷，最大限度的减少医疗损害侵权，对于维护医患关系双方的合法权益，发展医疗卫生和医学科学事业，具有重要意义。

二、 我国医疗损害侵权处理的法制建设

为了维护医患双方的利益，保障医疗单位的工作秩序和社会安定，1987 年 6 月 29 日国务院颁布了我国第一个处理医疗事故争议的专门法规《医疗事故处理办法》，在当时对处理医疗事故和解决医疗纠纷起了积极有效的作用。

随着我国社会经济的迅猛发展，该办法已经不能适应新形势的需要。2002 年 4 月 4 日国务院颁布了《医疗事故处理条例》（以下简称《条例》）并于同年 9 月 1 日起正式实施。该条例是处理医疗事故的主要法律依据，《条例》界定了医疗事故的概念和处理的方法；明确了患者权利和人身损害赔偿的标准；简便了争议处理的程序；强化了卫生行政部门的监督管理职能。对保护患者和医疗机构及其医务人员的合法权益，维护社会秩序，促进医学科学的发展，有着重要的意义。

然而，医患关系紧张局面不仅没有得到缓解，反而更加紧张。为妥善处理医疗纠纷，界定医疗损害责任，既要切实保护患者的合法权益，也要保护医务人员的合法权益，2009 年 12 月 26 日全国人大常委会颁布了《中华人民共和国侵权责任法》，并于 2010 年 7 月 1 日起施行，其中第七章对医疗损害责任作了新规定。该法充分体现了平等保护医患双方合

考点提示

《医疗事故处理条例》和《中华人民共和国侵权责任法》的生效时间及立法目的

法权益的立法精神，明确规定了医疗侵权责任的构成、归责原则、免责事由、责任形式以及医疗损害赔偿标准等内容，对医务人员行医提出了更高的执业要求。为相关机构和人员依法行医、依法维权、依法解决医患纷争提供了坚实的依据。在我国医疗侵权法律发展史上，具有划时代的意义。

第二节　医疗损害责任法律规定

一、医疗损害责任的概念和归责原则

（一）医疗损害责任的概念

医疗损害责任是指医疗机构及其医务人员在诊疗活动中因过错，造成患者人身损害或者其他损害，应当承担以损害赔偿为主要方式的侵权责任。

（二）医疗损害责任的归责原则

《侵权责任法》确立了以过错责任原则为主，过错推定与无过错责任为辅的归责体系。

1. 过错责任原则

《侵权责任法》第五十四条规定，患者在诊疗活动中受到损害，医疗机构及其医务人员有过错，由医疗机构承担赔偿责任。这既明确了在医疗损害侵权中，无论是医疗机构还是医务人员有过错，其承担责任的主体是医疗机构，又明确规定了损害是由于过错造成的。

2. 过错推定责任原则

所谓推定是指一个事实存在，必有另一个事实存在的可能。医疗过错推定则指患者有损害，但患者无法举出证据证明医疗机构的医疗行为存在过错，医疗机构又确有违法违规（法条中所列情形）等行为，则推定医疗机构有过错。

《侵权责任法》第五十八条规定，患者有损害，因下列情形之一的，推定医疗机构有过错：

（1）违反法律、行政法规、规章以及其他有关诊疗规范的规定。

（2）隐匿或者拒绝提供与纠纷有关的病历资料。

（3）伪造、篡改或者销毁病历资料。

3. 无过错责任原则

《侵权责任法》第七条规定，行为人损害他人民事权益，不论行为人有无过错，法律规定应当承担侵权责任的，依照其规定。第五十九条规定，因药品、消毒药剂、医疗器械的缺陷，或者输入不合格的血液造成患者损害的，患者可以向生产者或者血液提供机构请求赔偿，也可以向医疗机构请求赔偿。患者向医疗机构请求赔偿的，医疗机构赔偿后，有权向负有责任的生产者或者血液提供机构追偿。据此，药品、医疗器械、血液制品等医疗产品造成患者损害的，不论医疗机构及其医务人员是否有过错，患者都可以直接要求其承担医疗损害责任。

二、《侵权责任法》中有关医疗损害责任的具体规定

（一）说明、告知义务

告知义务是指医疗机构及其医务人员就医疗行为和其他医疗事项向患者所负的如实告知义务，是医方在诊疗活动过程中的一项基本义务。与告知义务相对应的就是患者在接受治疗过程中所享有的一项基本权利——知情同意权，医方告知义务的履行是

患者知情同意权实现的前提和基础，患者知情同意权的实现是医方告知义务的结果。

医务人员在诊疗活动中应当向患者说明病情和医疗措施。需要实施手术、特殊检查、特殊治疗的，医务人员应当及时向患者说明医疗风险、替代医疗方案等情况，并取得其书面同意；不宜向患者说明的，应当向患者的近亲属说明，并取得其书面同意。以便能够让患者或其近亲属足以做出正当合理判断，维护患者知情权同意权。医务人员未尽到前款义务，造成患者损害的，医疗机构就构成侵权（包括故意的不愿告知和过失的没有告知）并承担赔偿责任。医务人员履行了告知义务，但患者拒绝或放弃知情同意权，如放弃继续诊疗的决定、故意怠慢做出是否同意的决定等，不能认定医务人员侵害其知情同意权。

因抢救生命垂危的患者等紧急情况，不能取得患者或者其近亲属意见的，经医疗机构负责人或者授权的负责人批准，可以立即实施相应的医疗措施。在紧急情况下，医疗机构可以在患者知情权与患者生命权、重大健康权之间做出符合患者利益的选择，但仅限于高于患者知情权的生命权或重大健康权受到紧迫危险时方可适用。医疗机构及其医务人员在符合紧急医疗规范的情况下实施的医疗措施，造成患者出现一些不良后果，不应当承担法律责任。在法定情形下，医疗机构未履行紧急救治的义务，应当承担相应的法律责任。

（二）诊疗义务

医务人员在诊疗活动中，应当对患者尽到应有的谨慎和注意，对其实施的每一个环节所具有的危险性加以注意，积极履行其应尽的职责，做出最佳合理的判断。医务人员在诊疗活动中未尽到与当时的医疗水平相应的诊疗义务，造成患者损害的，医疗机构就应当承担赔偿责任。所谓"当时的医疗水平"并不仅仅指某个医生个人的医疗水平或本院的医疗水平，如果某个医生不能决断就应及时请求会诊；如果本院不能解决就应在对患者负责的前提下，积极的联系其他力量或转院治疗。

（三）填写、妥善保管和提供病历资料的义务

医疗机构及其医务人员应当按照规定填写并妥善保管住院志、医嘱单、检验报告、手术及麻醉记录、病理资料、护理记录、医疗费用等病历资料。患者要求查阅、复制前款规定的病历资料的，医疗机构应当提供。这是对患者知情权的事后保护。

病历是医务人员在诊疗活动中就患者疾病的发生、发展、转归，进行检查、诊断、治疗等医疗活动过程形成的文字、符号、图表、影像、切片等资料的总和，含有门（急）诊病历和住院病历。病历是诊治疾病的重要依据和诊疗行为的法定载体，是保险理赔、医疗纠纷处理以及公安、司法机关办案的法定证明材料，也是医学科学教学和科研的第一手资料。对于这些病历资料，首先，医疗机构必须要有，不能隐匿；其次，医务人员必须要按照规定填写；再次，医疗机构必须妥善保管；最后，在患者提出要求的时候，医疗机构必须向患者提供查阅、复制（有关病历书写、保管及复印的法律规定详见本章第三节）。当患者有损害，如果医疗机构不履行这些义务，隐匿或者拒绝提供与纠纷有关的病历资料，以及伪造、篡改或者销毁病历资料，就可以以此来直接推定医疗机构有过错，医疗机构就应承担赔偿责任。

（四）患者的隐私权

隐私权是法律赋予公民的一项重要权利，患者的病情及健康资料，属于个人隐私。

由于医务人员在疾病诊治过程中具有特殊的地位，患者到医院就诊，往往还可能将除疾病以外的其他隐私暴露给医务人员。医疗机构及其医务人员依法对患者的隐私负有保密义务，泄露患者隐私或者未经患者同意公开其病历资料均属于侵犯患者隐私权的侵权行为，造成患者损害的，应当承担侵权责任。

（五）医疗产品缺陷的医疗损害责任

医务人员在对患者实施诊疗活动中不可避免地需要使用药品、消毒药剂、医疗器械，或者输入血液。因药品、消毒药剂、医疗器械的缺陷，或者输入不合格的血液造成患者损害的，患者有选择权，可以选择向生产者或者血液提供机构请求赔偿，也可以选择向医疗机构请求赔偿。生产者、血液提供者与医疗机构一起对患者承担事实上的连带责任。患者向医疗机构请求赔偿的，医疗机构赔偿后，有权向负有责任的生产者或者血液提供机构追偿。《侵权责任法》的规定，使医用产品质量损害赔偿与《合同法》及《产品质量法》的规定相统一，扩大了患者追偿的责任对象，规定了医疗机构对其向患者提供的药品、消毒药剂、医疗器械的缺陷及输入患者体内血液的合格性负有先行赔偿的担保义务，对患者行使权利提供了便利。

（六）关于过度医疗的规定

医疗机构及其医务人员在诊疗活动中，或以经济利益为目的，或为了规避医疗风险和诉讼采取防御性医疗措施，对患者实施无关的不必要的检查。这种"过度医疗"不仅给患者造成不必要的经济损失，还可能会给患者带来其他损害。医疗机构及其医务人员应当按照诊疗规范，根据患者的病情实施合理的诊疗行为，不得违反诊疗规范实施不必要的检查。医疗机构应对其实施的不必要检查所发生的损害承担医疗损害责任。

（七）对医疗机构及其医务人员的法律保护

一方面，医疗机构及其医务人员的合法权益受法律保护。干扰医疗秩序，妨害医务人员工作、生活的，应当根据其行为的性质分别按照刑法或者治安处罚法的规定依法承担法律责任，给予相应处罚。

另一方面，《侵权责任法》规定了医疗机构的免责事由。患者有损害，因下列情形之一的，医疗机构不承担赔偿责任：

（1）患者或者其近亲属不配合医疗机构进行符合诊疗规范的诊疗。

（2）医务人员在抢救生命垂危的患者等紧急情况下已经尽到合理诊疗义务。

（3）限于当时的医疗水平难以诊疗。

前款第一项情形中，医疗机构及其医务人员也有过错的，应当承担相应的赔偿责任。

> **考点提示**
>
> 医疗损害责任的归责原则；未履行相关义务的法律责任

第三节 医疗事故处理法律规定

一、 医疗事故的概念和构成要件

（一）医疗事故的概念

医疗事故是指医疗机构及其医务人员在医疗活动中，违反医疗卫生管理法律、行政法规、部门规章和诊疗护理规范、常规，过失造成患者人身损害的事故。

（二）医疗事故的构成要件

构成要件，是"法律构成要件"的简称，是指一定法律效果发生的前提条件。医疗事故的构成要件有：

（1）医疗事故必须是在医疗活动过程中发生。既然是医疗事故，就必然要与医疗活动有关。医疗事故是医疗机构内行为人在履行职责的过程中，由于其过失，违反法律规定的行为，并且造成了危害患者身体损害的结果。诊疗护理活动是医疗活动的主要内容和形式。

（2）造成医疗事故的责任主体必须是医疗机构及其医务人员。所谓医疗机构，是指按照《医疗机构管理条例》取得《医疗机构执业许可证》的机构。

所谓医务人员，是指依法取得相应资格及执业证书的各级各类卫生专业技术人员。例如执业医师、执业护士，并在该机构执业。

（3）医疗事故是违反医疗卫生管理法律、行政法规、部门规章和诊疗护理规范、常规的过失行为造成的。由于医学发展的阶段性、局限性；医务人员对疾病认识的差异性；患者疾病的不确定性，使得医疗活动充满了风险，为了把医疗风险控制在最小范围内，将可能的不良后果降低到最小程度，国家制定了相应的医疗卫生管理法律、行政法规、部门规章、诊疗护理规范、常规。也就是说法律对这种风险性质有一个明确的界限，即合法的风险和非法的风险。在遵守医疗卫生管理法律、行政法规、部门规章、诊疗护理规范、常规情况下发生的不良后果，就是合法的风险，医疗机构及其医务人员实行责任豁免，不承担任何责任；反之，要承担相应的医疗事故责任。

所谓过失，显然责任主体在主观方面不是故意，应从疏忽大意和过于自信的两个角度考察。

疏忽大意的过失，医疗事故的行为人在其实施医疗活动行为时，应当预见到自己的行为可能造成对病员的危害结果，因为疏忽大意而未能预见到；应当做到有效的防范，因为疏忽大意而未能做到，致使危害发生。

过于自信的过失，是指医疗活动行为人虽能预见到自己的行为可能造成病员的危害后果，但轻信靠自己的技术、经验或有利的客观条件能够避免，因而导致了判断上和行为上的失误，致使对病员的危害结果发生。

（4）医疗事故必须符合法律规定的损害程度。对患者造成的危害程度，是指必须符合法律规定的给患者造成死亡、重度残疾；造成患者中度残疾、器官组织损伤导致严重功能障碍；造成患者轻度残疾、器官组织损伤导致一般功能障碍；造成患者明显人身损害的其他后果。不及此法定标准，不认定为医疗事故。

（5）不良后果与过失之间必须有直接因果关系。因果关系之所以成为确定法律责任的必要条件之一，是因为过失行为不一定引起损害后果的发生。损害后果有时也不是由医务人员的过失行为一种原因引起。既有一因一果，也有多因一果和一因多果。在多因一果情况下，确定因果关系的具体情况就显得极为重要。

过失行为和后果之间存在因果关系，这是判断医疗事故至关重要的一点。所以，虽然医务人员存在过失行为，但是并没有给患者造成损害后果，这种情况不应该被视为医疗事故；虽然存在损害后果，但医疗机构和医务人员并没有过失行为，也不能判定为医疗事故。这种因果关系的判定，还关系到追究医疗机构和医务人员的责任确定对患者的具体赔偿数额等。

二、 不属于医疗事故的情形与医疗事故的分级

（一）不属于医疗事故的情形

（1）在紧急情况下，为抢救垂危患者生命而采取紧急医学措施造成不良后果的。

（2）在医疗活动中，由于患者病情异常或者患者体质特殊而发生医疗意外的。

（3）在现有医学科学条件下，发生无法预料或者不能防范的不良后果的。

（4）无过错输血感染造成不良后果的。

（5）因患方原因延误诊疗导致不良后果的。

（6）因不可抗力造成不良后果的。

（二）医疗事故的分级

合理的医疗事故分级是公正、公平处理医疗事故的关键，《条例》根据给患者人身造成的损害程度，将医疗事故分为四级：

（1）一级医疗事故　是造成患者死亡、重度残疾的。

（2）二级医疗事故　是造成患者中度残疾、器官组织损伤导致严重功能障碍的。

（3）三级医疗事故　是造成患者轻度残疾、器官组织损伤导致一般功能障碍的。

（4）四级医疗事故　造成患者明显人身损害的其他后果的。

三、 医疗事故的预防与处置

医疗机构应当制定防范、处理医疗事故的预案，预防医疗事故的发生，减轻医疗事故的损害。

（一）加强对医务人员的教育和医疗服务质量的监督

（1）医疗机构及其医务人员在医疗活动中，必须严格遵守医疗卫生管理法律、行政法规、部门规章和诊疗护理规范、常规，恪守医疗服务职业道德。

（2）医疗机构应当对其医务人员进行医疗卫生管理法律、行政法规、部门规章和诊疗护理规范、常规的培训和医疗服务职业道德教育。

（3）医疗机构应当设置医疗服务质量监控部门或者配备专（兼）职人员，具体负责监督本医疗机构的医务人员的医疗服务工作，检查医务人员执业情况，接受患者对医疗服务的投诉，向其提供咨询服务。

（二）强化病历资料的管理

医疗机构及医务人员应当按照国家档案管理的法律法规和国务院卫生行政部门规定的要求，书写并妥善保管病历资料，允许患者复印或者复制病历资料，并提供相应证明。

1. 病历资料的书写和保管

门诊病历应即时书写；因抢救急危患者，未能及时书写病历的，有关医务人员应当在抢救结束后 6 小时内据实补记，并加以注明。严禁涂改、伪造、隐匿、销毁或者抢夺病历资料。

2. 病历资料的复印

患者有权复印或者复制其门诊病历、住院志、体温单、医嘱单、化验单（检验报告）、医学影像检查资料、特殊检查同意书、手术同意书、手术及麻醉记录单、病理资料、护理记录以及其他病历资料。患者依照规定，要求复印或者复制病历资料的，医疗机构应当提供复印或者复制服务，并在复印或者复制的病历资料上加盖证明印记。

（三）尊重患者的知情同意权

医疗机构及其医务人员应向患者履行如实告知的义务。在医疗活动中，医疗机构及其医务人员应当将患者的病情、医疗措施、医疗风险等如实告知患者，及时解答其咨询；但是，应当避免对患者产生不利后果。

（四）医疗事故的报告制度

（1）医务人员发生医疗事故或可能引起医疗事故争议的，应当立即向所在科室负责人报告。

（2）科室负责人应当及时向本医疗机构负责医疗服务质量监控的部门或者专（兼）职人员报告。

（3）负责医疗服务质量监控的部门或者专（兼）职人员接到报告后，应当立即进行调查、核实，将有关情况如实向本医疗机构的负责人报告，并向患者通报、解释。

（4）发生医疗事故的，医疗机构应当按照规定向所在地卫生行政部门报告。

（5）发生下列重大医疗过失行为，应当在 12 小时内向所在地卫生行政部门报告：①导致患者死亡或者可能为二级以上的医疗事故。②导致 3 人以上人身损害后果。③国务院卫生行政部门和省、自治区、直辖市人民政府卫生行政部门规定的其他情形。

发现医疗过失医疗机构及其医务人员应当立即采取有效措施，避免或者减轻对患者身体健康的损害，防止损害扩大。

（五）病历资料和现场实物的封存

（1）医疗机构应当妥善保管病历资料，发生医疗事故争议时，死亡病例讨论记录、疑难病例讨论记录、上级医师查房记录、会诊意见、病程记录，应当在医患双方在场的情况下封存和启封，封存的病历资料可以是复印件，由医疗机构保管。

（2）疑似输液、输血、注射、药物等引起不良后果的，医患双方应当共同对现场实物进行封存和启封，封存的现场实物由医疗机构保管；需要检验的，应当由双方共同指定的依法具有检验资格的检验机构进行检验；双方无法共同指定时，由卫生行政部门指定。

（3）疑似输血引起不良后果，需要对血液进行封存保留的，医疗机构应当通知提供该血液的采、供血机构派人员到现场。

（六）尸检的有关规定

患者死亡，医患双方当事人不能确定死因或者对死因有异议的，应当在患者死亡后 48 小时内进行尸检；具备尸体冻存条件的，可以延长至 7 日。尸检应当经死者近亲属同意并签字。尸检应当由按国家有关规定取得相应资格的机构和病理解剖专业技术人员进行。

医疗事故争议双方当事人可以请法医病理学人员参加尸检，也可以委派代表观察尸检过程。拒绝或者拖延尸检，超过规定时间，影响对死因判定的，由拒绝或者拖延的一方承担责任。

四、医疗事故的技术鉴定

医疗事故技术鉴定，由负责组织医疗事故技术鉴定工作的医学会组织专家鉴定组进行。设区的市级地方医学会和省、自治区、直辖市直接管辖的县（市）地方医学会负责组织首次医疗事故技术鉴定工作。省、自治区、直辖市地方医学会负责组织再次鉴定工作。必要时，中华医学会可以组织疑难、复杂并在全国有重大影响的医疗事故争议的技术鉴定工作。

医疗事故鉴定工作由法律授权，医学会应当建立专家库，参加医疗事故技术鉴定的相关专家，由医患双方在医学会的主持下，从专家库中随机抽取，组成专家鉴定组，专家鉴定组进行医疗事故技术鉴定，实行合议制。专家鉴定组人数为单数，涉及的主要学科的专家一般不得少于鉴定组成员的二分之一；涉及死因、伤残等级鉴定的，并应当从专家库中随机抽取法医参加专家鉴定组。

知识链接

我国医学会是中国医学科学技术工作者自愿组成并依法登记成立的学术性、公益性、非营利性法人社团。中华医学会(Chinese Medical Association)成立于1915年。

五、医疗事故的赔偿

（一）确定具体赔偿数额的关键因素

（1）医疗事故等级。

（2）医疗过失行为在医疗事故损害后果中的责任程度。

（3）医疗事故损害后果与患者原有疾病状况之间的关系。

（二）医疗事故赔偿项目和标准计算

（1）医疗费　按照医疗事故对患者造成的人身损害进行治疗所发生的医疗费用计算，凭据支付，但不包括原发病医疗费用。结案后确实需要继续治疗的，按照基本医疗费用支付。

（2）误工费　患者有固定收入的，按照本人因误工减少的固定收入计算，对收入高于医疗事故发生地上一年度职工年平均工资 3 倍以上的，按照 3 倍计算；无固定收入的，按照医疗事故发生地上一年度职工年平均工资计算。

（3）住院伙食补助费　按照医疗事故发生地国家机关一般工作人员的出差伙食补助标准计算。

（4）陪护费　患者住院期间需要专人陪护的，按照医疗事故发生地上一年度职工年平均工资计算。

（5）残疾生活补助费　根据伤残等级，按照医疗事故发生地居民年平均生活费计算，自定残之月起最长赔偿 30 年；但是，60 周岁以上的，不超过 15 年；70 周岁以上的，不超过 5 年。

（6）残疾用具费　因残疾需要配置补偿功能器具的，凭医疗机构证明，按照普及型器具的费用计算。

（7）丧葬费　按照医疗事故发生地规定的丧葬费补助标准计算。

（8）被扶养人生活费　以死者生前或者残疾者丧失劳动能力前实际扶养且没有劳动能力的人为限，按照其户籍所在地或者居住地居民最低生活保障标准计算。不满 16 周岁的，扶养到 16 周岁。年满 16 周岁但无劳动能力的，扶养 20 年；60 周岁以上的，不超过 15 年；70 周岁以上的，不超过 5 年。

（9）交通费　按照患者实际必需的交通费用计算，凭据支付。

（10）住宿费　按照医疗事故发生地国家机关一般工作人员的出差住宿补助标准计算，凭据支付。

（11）精神损害抚慰金　按照医疗事故发生地居民年平均生活费计算。造成患者死亡的，赔偿年限最长不超过 6 年；造成患者残疾的，赔偿年限最长不超过 3 年。

六、 医疗事故的法律责任

（一）卫生行政部门及其工作人员的法律责任

1. 卫生行政部门的法律责任

如有以下情形之一的，上级卫生行政部门给予警告，并责令限期改正，情节严重的，对负有责任的主管人员和其他直接责任人依法给予行政处分。

（1）接到医疗机构关于重大医疗过失行为的报告后，未及时组织调查的。

（2）接到医疗事故争议处理申请后，未在规定的时间内审查或者移送上级人民政府卫生行政部门处理的。

（3）未将重大医疗过失行为或者医疗事故争议移交医学会组织鉴定的。

（4）未按规定将当地发生的医疗事故，以及依法对发生医疗事故的医疗机构和医务人员的行政处理情况上报的。

（5）未按《条例》规定审核医疗事故鉴定书的。

2. 卫生行政部门工作人员的法律责任

卫生行政部门工作人员在处理医疗事故中如有下列行为的，将视不同情节予以处理。

（1）利用职务上的便利收受他人财物或其他利益。

（2）滥用职权。

（3）玩忽职守。

（4）发现违法行为不予查处，造成严重后果的。

触犯刑法构成受贿罪、滥用职权罪、玩忽职守罪或其他有关罪，依法追究刑事责任；尚不够刑事处罚的，依法给予降级或撤职的行政处分。

（二）医疗机构和医务人员的法律责任

1. 医疗机构的法律责任

发生医疗事故的医疗机构，根据事故等级和情节给予：警告、限期停业整顿、吊销执业许可证。

2. 医务人员的法律责任

对负有医疗事故责任的医务人员依照刑法有关医疗事故罪的规定，依法追究刑事责任；尚不够刑事处罚的依法给予行政处分或纪律处分。

3. 医疗事故技术鉴定工作人员的法律责任

参加医疗事故技术鉴定工作的人员，违反《条例》规定，接受申请鉴定双方或者一方当事人的财物或者其他利益，出具虚假医疗事故技术鉴定书，造成严重后果的，依照刑法关于受贿罪的规定，依法追究刑事责任，尚不够刑事处罚的，由原发证部门吊销其执业证书或者资格证书。

除此以外，以医疗事故为由，寻衅滋事，扰乱医疗机构正常医疗秩序和医疗事故技术鉴定工作的，依照刑法关于扰乱社会秩序罪的规定，依法追究刑事责任；尚不够刑事处罚的，依法进行治安管理处罚。

> **考点提示**
>
> 医疗事故的构成；医疗事故的预防和处置；医疗事故的分级和鉴定

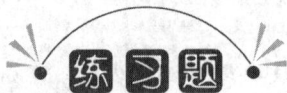

●练●习●题●

一、选择题

A_1 型题

1. 侵权责任法将医疗侵权行为引发的民事责任称为（　　）。

    A. 医疗损害责任　　　　　　　　B. 医疗过错责任

    C. 医疗事故责任　　　　　　　　D. 医疗侵权责任

    E. 医疗差错责任

2. 关于医疗损害责任下列说法不正确的是（　　　）。

　　A. 患者在诊疗活动中受到损害，除非医疗机构能够证明其没有过错，否则应当承担赔偿责任

　　B. 为尊重患者自主决定权，无论何种情况下，医院对患者实施医疗措施前都要取得患者或者近亲属的同意

　　C. 因输入不合格血液造成患者损害的，患者可以向医疗机构请求赔偿

　　D. 患者不配合治疗而造成损害的医疗机构不承担赔偿责任

　　E. 医疗机构及其医务人员不得违反诊疗规范实施不必要的检查

3. 根据侵权责任法，（　　　）必须要取得患者或近亲属的书面同意后才能实施相应的医疗行为。

　　A. 任何诊断活动　　　　　　　　　B. 任何治疗活动

　　C. 只有在实施手术时　　　　　　　D. 任何检查

　　E. 实施手术、特殊检查、特殊治疗

4. 下列不属于"推定医疗机构有过错"情形是（　　　）。

　　A. 违反法律、行政法规、规章以及其他有关诊疗规范的规定

　　B. 隐匿或者拒绝提供与纠纷有关的病历资料

　　C. 伪造、篡改病历资料

　　D. 医务人员尚未取得执业证书

　　E. 销毁病历资料

5. 医疗损害责任的承担主体是（　　　）。

　　A. 当事医务人员　　　　　　　　　B. 医疗机构

　　C. 医疗机构和医务人员　　　　　　D. 医疗机构或医务人员

　　E. 医疗机构及其主管部门

6. 药品不合格导致患者损害，医疗机构给予患者赔偿后，可以（　　　）。

　　A. 向药品生产者追偿　　　　　　　B. 向国家要求补偿

　　C. 向药品代理商追偿　　　　　　　D. 向药品广告商追偿

　　E. 向药品广告代言人追偿

7. 根据对患者人身造成的损害程度，医疗事故分为（　　　）。

　　A. 二级　　　　　　　　　　　　　B. 三级

　　C. 四级　　　　　　　　　　　　　D. 五级

　　E. 六级

8. 凡发生医疗事故或事件、临床诊断不能明确死亡原因的，在经家属同意后可以进行尸检。尸检应在死后（　　　）以内；具备尸体冻存条件的，可以延长至 7 日。

　　A. 24h　　　　　　　　　　　　　　B. 36h

　　C. 48h　　　　　　　　　　　　　　D. 72h

　　E. 86h

9.《医疗事故处理条例》自（　　　）起施行。

　　A. 1999 年 9 月 1 日　　　　　　　B. 2000 年 9 月 1 日

　　C. 2001 年 9 月 1 日　　　　　　　D. 2002 年 9 月 1 日

E. 2002 年 4 月 4 日

10. 发生重大医疗过失行为的,医疗机构应当在(　　)内向所在地卫生行政部门报告。

    A. 12h
                      B. 24h

    C. 36h
                      D. 48h

    E. 60h

11. 因抢救急危患者,未能及时书写病历的,有关医务人员应在抢救结束后(　　)内据实补记,并加以注明。

    A. 2h
                      B. 4h

    C. 6h
                      D. 8h

    E. 10h

12. 医疗事故技术鉴定专家鉴定组人数为单数,涉及的主要学科的专家一般不得少于鉴定组成员的(　　)。

    A. 三分之一
                  B. 四分之一

    C. 三分之二
                  D. 二分之一

    E. 五分之一

13. 《医疗事故处理条例》第四条规定:一级医疗事故是指(　　)。

    A. 造成患者死亡、重度残疾的
        B. 造成患者死亡、中度残疾的

    C. 造成患者中度残疾、器官组织损伤导致严重功能障碍的

    D. 造成患者轻度残疾、器官组织损伤导致一般功能障碍的

    E. 造成患者死亡、轻度残疾的

14. 《侵权责任法》自(　　)起施行。

    A. 1987 年 6 月 29 日
        B. 2009 年 12 月 26 日

    C. 2001 年 9 月 日
         D. 2002 年 9 月 1 日

    E. 2010 年 7 月 1 日

A₂ 型题

15. 一位年轻的未婚女子因子宫出血过多住院。患者诉子宫出血与她的月经有关,去年就发生几次。医生按照其主诉实行相应的治疗。一位正在妇科实习的护士和患者很谈得来,成为无话不谈的好朋友。在一次聊天中谈及病情时,患者说自己是因为服用流产药物而造成的出血不止,并要求这位护士为她保密。根据上述描述,实习护士应该(　　)。

    A. 遵守保密义务,不将患者实情告诉医生

    B. 因为不会威胁到患者的生命,所以应该保密

    C. 拒绝为她保密的要求

    D. 为了患者的治疗,应该说服患者将真实情况告诉医生,但一定要为患者保密

    E. 了解病因、病史是医生的事,与护士无关,所以应尊重患者的决定

16. 内科医生王某,在春节探家的火车上遇到一位产妇临产,因车上无其他医务人员,王某遂协助产妇分娩。在分娩过程中,因牵拉过度,导致新生儿左上肢臂丛神经损伤。王某行为的性质为(　　)。

A. 属于违规操作，构成医疗事故　　B. 属于非法行医，不属医疗事故

C. 属于超范围职业，构成医疗事故　　D. 属于见义勇为，不构成医疗事故

E. 虽造成不良后果，但不属医疗事故

A₃型题

（17 ~ 18 题共用题干）

患者朱某因阑尾炎住院，医生甲认为应当立即手术，朱某不同意，要求保守治疗。至第二天晚间，发生阑尾炎穿孔，急行手术。医生乙告知患者，由于没及时手术，已形成严重腹膜炎，后遗症难免。术后几天中，朱某一直腹痛。后发现是腹内遗留一把止血钳所致。

17. 造成术后腹痛的性质属于（　　　）。

　　A. 患者不配合　　　　　　　　B. 医疗意外

　　C. 医疗差错　　　　　　　　　D. 医疗事故

　　E. 难以避免的并发症

18. 对造成术后腹痛这一后果应承担责任的是（　　　）。

　　A. 患者朱某　　　　　　　　　B. 医生甲

　　C. 医生乙　　　　　　　　　　D. 甲和乙

　　E. 以上都不是

二、思考题

1. 简述医疗损害责任的归责原则。
2. 简述医疗事故的构成要件。

三、案例分析

学生甲在老师的陪伴下来医院就诊，遇见青年医师马大浩。老师诉说，甲在课后与同学乙嬉闹。乙用扫帚把击中甲腹部，甲倒地撞破头部，流血不止。马医师询问有无其他不适，甲不语。马医师随即作为一般外伤处置。第二天，甲感到腹部略有不适，后渐渐加剧，第三天突然昏迷，医院 B 超诊断脾脏大出血，为挽救生命，施行脾脏摘除手术。

问：这是一起医疗事故吗？为什么？

第十三单元 护理工作中其他法律制度

要点导航

1. 掌握相关的法律法规与护理活动有密切联系的规定。
2. 熟悉相关法律法规的立法精神和实质。
3. 了解相关法律法规的立法过程及发展。

作为护理专业学生,除了认真学习护理人员法律制度、传染病防治制度和医疗侵权及处理法律制度外,还应该学习一些与护理工作相关的其他法律制度,增强护理法制观念,自觉守法,依法维权。

第一节 献血法律制度

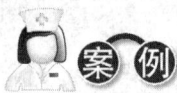

案例

王女士,56 周岁,从 1999 年 7 月到 2007 年 7 月,共计献血 7 次,总计 1600 毫升。2012 年初,王女士的丈夫因病入院,手术需要用血。王女士于是带着自己的献血证和医生开具的单子,前往当地中心血站取血,希望得到帮助。

当王女士向血站窗口工作人员出示了所有证件后,却遭到血站窗口工作人员的拒绝,理由是血站血量不足,反而要求她去献血窗口先献血才能取血。

请问血站拒绝王女士的理由成立吗?她还能献血吗?

一、 无偿献血概念的由来

国际红十字会组织、世界卫生组织以及国际输血协会历来都十分关注临床用血的来源方式。1946 年,国际红十字会总会与红新月会提出,血液在战时及平时都有十分重要的作用,特别强调了供血者提供的血液应当是无代价的,这是最初通过的无偿献血概念。1981 年,第 24 届红十字国际会议通红了《献血与输血的道德规范》。1991 年,红十字联合会第 8 届大会作出决议,将自愿无偿献血定义为:"出于自愿提供自身的血液、血浆或其他血液成分而不取任何报酬的人被称为自愿无偿献血者。无论是金钱或礼品都可视为金钱的替代,包括休假和旅游等,而小型纪念品和茶点,以及支付交通费则是合理的。"

二、 我国无偿献血法制建设

血液是生命之源，为了规范公民献血工作，我国现行的无偿献血法律制度主要有：《中华人民共和国献血法》（1998年10月1日起施行）、《血站管理办法》（2006年3月1日起施行）和《临床医疗机构用血管理办法》（2012年8月1日起施行）等。

三、 我国无偿献血立法背景

多年来，我国存在着三种血源渠道：个体供血、义务献血、无偿献血。

1998年《中华人民共和国献血法》（以下简称《献血法》）颁布实施以来，我国无偿献血事业取得了举世瞩目的成就。2010年至2011年度，受表彰的无偿献血金奖获得者为23549名、银奖获得者有24692名，铜奖获得者有87067名，造血干细胞捐献奖有1151名。这个成绩表明，我国的无偿献血事业已经得到了全社会的广泛理解和支持，各地政府已经具备了及时、安全保障临床用血供应的执政能力，展示了我国无偿献血事业全面、协调、稳定、安全发展的美好愿景。

四、 我国献血法的主要内容

（一）立法目的

（1）保证我国临床用血的需要和安全。

（2）保障献血者和用血者的身体健康。

（3）促进社会主义物质文明和精神文明建设。

（二）立法思想

大力倡导、教育、组织干部群众，自愿地无偿献血，保证献血者和用血者的身体健康。

（三）基本制度

国家实行无偿献血制度。

（四）献血主体

《献血法》提倡18周岁至55周岁的健康公民自愿献血。卫生部2012年7月1日施行的《献血者健康检查标准要求》规定，"既往无献血反应，符合健康检查要求的多次献血者，主动要求献血的，年龄可延长至60周岁"。国家鼓励国家工作人员、现役军

人和高等学校在校学生率先献血，为树立社会新风尚作表率。

（五）无偿献血者的主要权益

包括：

（1）自愿权。

（2）健康检查权。

（3）健康保护权。

（4）免费用血权。

（5）表彰奖励权。

（6）赔偿权。

（7）人格隐私权。

（六）无偿献血的血液流向及临床用血规范

《献血法》规定，无偿献血的血液必须用于临床，不得买卖。血站、医疗机构不得将无偿献血的血液出售给单采血浆站或者血液制品生产单位。

五、医疗临床用血供受双方关系的法律属性

在医疗临床用血的过程中，包括血液捐献者、血液采集者和血液使用者的"供方"，与"需方"（受血者）双方之间的关系，完全基于"血液的流动"，离开了"血液"这个介质，在此领域双方也就不存在任何关联。

在医疗临床用血供－受双方之间的关系中，不存在地位平等的主体、自由让渡的商品、等价有偿的对价的内容，即排除了民事法律关系构成的一切要素。显然，它不是民事法律关系，而是行政法律关系。在此体系内产生的涉血侵权损害，应当适用国家赔偿法。

> **考点提示**
>
> 无偿献血的主体和医疗临床用血供受双方关系的法律属性

第二节 突发公共卫生事件应急法律制度

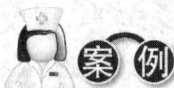

案例

某卫校某班40名学生在校外一家餐馆毕业会餐。餐后，多人腹泻、呕吐，其中5名学生出现昏迷，及时送医院抢救，才脱离生命危险。

请问这是一起什么性质的事件？如果你是一名当班护士，该如何进行处理？

一、突发公共事件的概念

详见第六单元。

二、突发公共卫生事件的特征

（一）具有突发性

突发公共卫生事件是突然发生的。一般来讲，是不易预测的事件。

（二）具有公共卫生的属性

突发公共卫生事件针对的不是特定的人，而是不特定的社会群体。它的范围包括：重大的传染病疫情、群体性不明原因疾病、重大食物和职业中毒以及其他严重影响公众健康的事件。

（三）对公众健康的损害和影响要达到一定的程度

判断是否为突发公共卫生事件，除了要看其是否具备前两个特征外，还要看该事件是不是属于已经对社会公众健康造成严重损害的事件，或者从发展的趋势看，属于可能对公众健康造成严重影响的事件。

三、 突发公共卫生事件应急工作方针与原则

方针：预防为主，常备不懈。

原则：统一领导、分级负责；反应及时、措施果断；依靠科学、加强合作。

四、 突发公共卫生事件的级别划分

根据突发公共卫生事件性质、危害程度、涉及范围，突发公共卫生事件划分为四级：特别重大（Ⅰ级）、重大（Ⅱ级）、较大（Ⅲ级）、一般（Ⅳ级）。

五、 突发公共卫生事件应急处理主体的权限

为了保证突发事件应急处理，各级地方政府、卫生行政主管部门及其他有关部门应按照各部门的主体权限，根据法律的规定，自觉履行自身职责，迅速投入工作。

（一）国务院的职责

突发公共卫生事件发生后，国务院设立全国突发公共卫生应急处理指挥部，由国务院有关部门和军队有关部门组成，国务院主管领导担任总指挥，负责对全国突发公共卫生事件的统一领导、统一指挥。

（二）省、自治区、直辖市人民政府的职责

突发公共卫生事件发生后，省、自治区、直辖市人民政府成立地方应急处理指挥部，主要领导人担任总指挥，负责领导、指挥本行政区域内突发公共卫生事件的应急处理工作。

（三）县级以上各级人民政府的职责

县级以上各级人民政府应当组织开展突发公共卫生事件相关科学研究，建立突发公共卫生事件应急流行病调查、传染源隔离、医疗救护、现场处置、监督检验、卫生防护等有关的物资、设备、设施、技术与人才储备、储备经费支出列入本级政府的财政预算。

（四）县级以上地方人民政府卫生行政主管部门的职责

具体负责组织突发事件的调查、控制和医疗救治工作。

六、 预防与应急准备

（一）制定应急预案

1. 定义

应急预案是指经一定程序制定的处置突发事件的事先方案。

2. 编制的目的

（1）有效预防、及时控制和消除突发公共卫生事件及其危害。

（2）指导和规范各类突发公共卫生事件的应急处理工作。

（3）最大程度地减少危害，保障公众身心健康与生命安全。

3. 制定的原则

分类指导、快速反应、结合本地实际情况。

4. 内容

（1）突发事件的监测与预警。

（2）信息的收集、分析、报告、通报制度，做到明确责任，明确时限，明确渠道，明确程序，明确主体。

（3）应急处理技术和监测机构及其任务。

（4）突发事件的分级和应急处理工作方案。

（5）物资与技术的储备与调度。

（6）应急处理专业队伍的建设和培训。

（二）建立突发公共卫生事件监测预警机制

1. 监测

（1）各级人民政府负责传染病的预防和其他公共卫生工作。

（2）各级卫生行政部门及其他有关部门负责开展突发事件应急知识的专门教育。

2. 预警机制

（1）国家建立统一的突发事件预防控制体系。

（2）县级以上地方人民政府建立和完善突发事件监测与预警系统。

（3）各级卫生行政部门指定机构负责突发事件的日常监测。

（4）各级卫生行政部门确保监测与预警系统的正常运行。

七、 突发事件应急报告及应急处理

（一）报告主体

（1）县级以上地方人民政府。

（2）医疗卫生机构（疾控、卫监、医疗、保健等部门）。

（3）卫生行政主管部门。

（4）突发事件监测机构。

（5）有关单位和个人。

（二）报告时限

（1）突发事件监测机构、医疗卫生机构和有关单位发现有突发公共卫生事件的，应当在2小时内向所在地县级人民政府卫生行政主管部门报告。

（2）接到报告的卫生行政主管部门应当在2小时内向本级人民政府报告，并同时向上级人民政府卫生行政主管部门和国务院卫生行政主管部门报告。

（3）县级人民政府应当在接到报告后2小时内向设区的市级人民政府或者上一级人民政府报告。

（4）设区的市级人民政府应当在接到报告后2小时内向省、自治区、直辖市人民政府报告。

（5）有下列情形之一的，省、自治区、直辖市人民政府应当在接到报告 1 小时内，向国务院卫生行政主管部门报告：

①发生或者可能发生传染病暴发、流行的。

②发生或者发现不明原因的群体性疾病的。

③发生传染病菌种、毒种丢失的。

④发生或者可能发生重大食物和职业中毒事件的。

任何单位和个人对突发事件，不得隐瞒、缓报、谎报或者授意他人隐瞒、缓报、谎报。

（三）应急处理

1. 应急处理的启动

省级的突发公共卫生事件，需启动突发公共卫生事件应急预案的，由省（市、自治区）人民政府决定并向国务院报告。

全国范围或跨省、自治区、直辖市范围内的突发公共卫生事件，由国务院卫生行政部门启动，并报国务院批准后实施。

2. 应急控制措施

（1）调集人员、储备的物资、交通工具及相关的设施、设备。

（2）对人员进行疏散或者隔离，并可依法对疫区实行封锁。

（3）紧急召回或者封存食物、紧急封闭公共饮用水源等。

（4）宣传防治知识，保护易感人群。

（5）由专业人员做技术指导工作。

（6）制定相关技术标准、规范和控制措施。

（7）医疗机构的现场救援。

3. 应急处理措施

（1）开展群防群治。

（2）加强流动人口管理。

（3）加强防范工作。有关部门和卫生机构对传染病要早发现、早报告、早隔离、早治疗，切断传播途径，防止扩散。

（4）资金保障。县级以上各级人民政府要提供必要的资金，保障因突发事件致病、致残的人员得到及时、有效的救治。

（5）对拒绝配合者强制执行。

八、法律责任

（一）各级政府部门的责任

（1）县级以上地方人民政府及其卫生行政主管部门未依照本条例的规定履行报告职责，对突发事件隐瞒、缓报、谎报或者授意他人隐瞒、缓报、谎报的，对政府主要领导人及其卫生行政主管部门主要负责人，依法给予降级或者撤职的行政处分；造成传染病传播、流行或者对社会公众健康造成其他严重危害后果的，依法给予开除的行政处分；构成犯罪的，依法追究刑事责任。

（2）国务院有关部门、县级以上地方人民政府及其有关部门未依照本条例的规定，完成突发事件应急处理所需要的设施、设备、药品和医疗器械等物资的生产、供应、运输和储备的，对政府主要领导人和政府部门主要负责人依法给予降级或者撤职的行政处分；造成传染病传播、流行或者对社会公众健康造成其他严重危害后果的，依法给予开除的行政处分；构成犯罪的，依法追究刑事责任。

（3）突发事件发生后，县级以上地方人民政府及其有关部门对上级人民政府有关部门的调查不予配合，或者采取其他方式阻碍、干涉调查的，对政府主要领导人和政府部门主要负责人依法给予降级或者撤职的行政处分；构成犯罪的，依法追究刑事责任。

（4）县级以上各级人民政府卫生行政主管部门和其他有关部门在突发事件调查、控制、医疗救治工作中玩忽职守、失职、渎职的，由本级人民政府或者上级人民政府有关部门责令改正、通报批评、给予警告；对主要负责人、负有责任的主管人员和其他责任人员依法给予降级、撤职的行政处分；造成传染病传播、流行或者对社会公众健康造成其他严重危害后果的，依法给予开除的行政处分；构成犯罪的，依法追究刑事责任。

（5）县级以上各级人民政府有关部门拒不履行应急处理职责的，由同级人民政府或者上级人民政府有关部门责令改正、通报批评、给予警告；对主要负责人、负有责任的主管人员和其他责任人员依法给予降级、撤职的行政处分；造成传染病传播、流行或者对社会公众健康造成其他严重危害后果的，依法给予开除的行政处分；构成犯罪的，依法追究刑事责任。

（二）医疗机构的责任

医疗卫生机构有下列行为之一的，由卫生行政主管部门责令改正、通报批评、给予警告；情节严重的，吊销《医疗机构执业许可证》；对主要负责人、负有责任的主管人员和其他直接责任人员依法给予降级或者撤职的纪律处分；造成传染病传播、流行或者对社会公众健康造成其他严重危害后果，构成犯罪的，依法追究刑事责任：

（1）未履行报告职责，隐瞒、缓报或者谎报的。

（2）未及时采取控制措施的。

（3）未履行突发事件监测职责的。

（4）拒绝接诊患者的。

（5）拒不服从突发事件应急处理指挥部调度的。

（三）有关单位和个人的责任

（1）在突发事件应急处理工作中，有关单位和个人未依照本条例的规定履行报告职责，隐瞒、缓报或者谎报，阻碍突发事件应急处理工作人员执行职务，拒绝国务院卫生行政主管部门或者其他有关部门指定的专业技术机构进入突发事件现场，或者不配合调查、采样、技术分析和检验的，对有关责任人员依法给予行政处分或者纪律处分；触犯《中华人民共和国治安管理处罚法》，构成违反治安管理行为的，由公安机关依法予以处罚；构成犯罪的，依法追究刑事责任。

（2）在突发事件发生期间，散布谣言、哄抬物价、欺骗消费者，扰乱社会秩序、市场秩序的，由公安机关或者工商行政管理部

> **考点提示**
>
> 突发公共卫生事件的应急处理措施、法律责任

门依法给予行政处罚；构成犯罪的，依法追究刑事责任。

第三节 医疗废物处理法律规定

一、概述

医疗废物处理的法规主要是国务院于 2003 年 6 月 16 日公布施行的《医疗废物管理条例》（以下简称《条例》）。护理人员是医疗废物的主要接触者和处理者，因此，作为一名护理人员应熟悉医疗废物处理规程，正确处置医疗废物，最大限度减少医疗废物对人体和环境的危害。

二、医疗废物的概念

医疗废物是指医疗卫生机构在医疗、预防、保健以及其他相关活动中产生的具有直接或者间接感染性、毒性以及其他危害性的废物。

三、医疗废物的处理

医疗废物分为感染性废物、损伤性废物、病理性废物、化学性废物、药物性废物等五类。

（一）感染性废物的处理

感染性废物是指携带病原微生物，具有引发感染性疾病传播危险的医疗废物（包括：棉球、棉签、一次性医疗器械、传染病患者生活垃圾等）。

（1）医疗废物中病原体的培养基、标本和菌种、毒种保存液等高危险废物，应当首先在产生地点进行压力蒸汽灭菌或者化学消毒处理，然后按感染性废物收集处理。

（2）隔离的传染病患者或者疑似传染病患者产生的医疗废物应当使用双层黄色医疗废物塑料袋（医疗废物专用包装袋应为黄色塑料袋，其颜色、质地、标识应符合国家有关规定）密闭包装，贴上中文标签，产生部门对其进行登记后，由医疗机构统一回收，当日焚烧。

（3）被患者血液、体液、排泄物污染的物品应将锐器与其他物品分开，将锐器置于利器盒中，其他物品用黄色医疗废物塑料袋密闭包装，并在黄色医疗废物塑料袋或者利器盒上贴上中文标签，产生部门对其进行登记后，由医疗机构统一回收，当日焚烧。

（二）病理性废物的处理

病理性废物是指诊疗过程中产生的人体废弃物、医学实验动物尸体病理切片、废弃的人体组织等。

病理性废物应用黄色医疗废物塑料袋密闭包装，贴上中文标签，产生部门对其进行登记后，统一回收，当日焚烧。

（三）损伤性废物的处理

损伤性废物是指能够刺伤或者割伤人体的废弃的医用锐器。

废弃的损伤性废物（如医用针头、缝合针、手术刀等），应放入利器盒密闭包装，贴上中文标签，统一回收，当日焚烧。利器盒密闭后不允许再打开。

（四）化学性废物的处理

化学性废物是指具有毒性、腐蚀性、易燃易爆性的废弃化学药品。

批量的废化学试剂、废消毒剂及含有汞的体温计、血压计等医疗器具报废时，应先到预防与感染管理部门登记后，再交由专门机构进行处置。

（五）药物性废物的处理

药物性废物是指过期、淘汰、变质或者被污染的废弃药品。

废弃的麻醉、精神、放射性、毒性等药品应统一交到药品管理部门，由药品管理部门依照有关法律、法规、标准进行处理。

四、法律责任

（1）医疗卫生机构、医疗废物集中处置单位违反《条例》规定，有下列情形之一的，由县级以上地方人民政府卫生行政主管部门或者环境保护行政主管部门按照各自的职责责令限期改正，给予警告；逾期不改正的，处 2000 元以上 5000 元以下的罚款：

①未建立、健全医疗废物管理制度，或者未设置监控部门或者专（兼）职人员的。

②未对有关人员进行相关法律和专业技术、安全防护以及紧急处理等知识培训的。

③未对从事医疗废物收集、运送、贮存、处置等工作的人员和管理人员采取职业卫生防护措施的。

④未对医疗废物进行登记或者保存登记资料的。

⑤对使用后的医疗废物运送工具或者运送车辆未在指定地点及时进行消毒和清洁的。

⑥未及时收集、运行医疗废物的。

⑦未定期对医疗废物处置设施的环境污染防治和卫生学效果进行检测、评价，或者未将检测、评价效果存档、报告的。

（2）医疗卫生机构、医疗废物集中处置单位违反《条例》规定，有下列情形之一的，由县级以上地方人民政府卫生行政主管部门或者环境保护行政主管部门按照各自的职责责令限期改正，给予警告，可以并处 5000 元以下的罚款；逾期不改正的，处 5000 元以上 3 万元以下的罚款：

①贮存设施或者设备不符合环境保护、卫生要求的。

②未将医疗废物按照类别分置于专用包装物或者容器的。

③未使用符合标准的专用车辆运送医疗废物或者使用运送医疗废物的车辆运送其他物品的。

④未安装污染物排放在线监控装置或者监控装置未经常处于正常运行状态的。

（3）医疗卫生机构、医疗废物集中处置单位有下列情形之一的，由县级以上地方人民政府卫生行政主管部门或者环境保护行政主管部门按照各自的职责责令限期改正，给予警告，并处 5000 元以上 1 万元以下的罚款；逾期不改正的，处 1 万元以上 3 万元以下的罚款；造成传染病传播或者环境污染事故的，由原发证部门暂扣或者吊销执业许可证或者经营许可证件；构成犯罪的，依法追究刑事责任：

①在运送过程中丢弃医疗废物，在非贮存地点倾倒、堆放医疗废物或者将医疗废物混入其他废物和生活垃圾的。

②未执行危险废物转移联单管理制度的。

③将医疗废物交给未取得经营许可证的单位或者个人收集、运送、贮存、处置的。

④对医疗废物的处置不符合国家规定的环境保护、卫生标准、规范的。

⑤未按照本条例的规定对污水、传染病患者或者疑似传染患者的排泄物进行严格消毒，或者未达到国家规定的标准，排入污水处理系统的。

⑥对收治的传染病患者或者疑似传染病患者产生的生活垃圾，未按照医疗废物进行管理和处置的。

（4）医疗卫生机构违反《条例》规定，将未达到国家规定标准的污水、传染病患者或者疑似传染病患者的排泄物排入城市排水管网的，由县级以上地方人民政府建设行政主管部门责令限期改正，给予警告，并处 5000 元以上，1 万元以下的罚款；逾期不改正的，处 1 万元以上 3 万元以下的罚款；造成传染病传播或者环境污染事故的，由原发证部门暂扣或者吊销执业许可证件；构成犯罪的，依法追究刑事责任。

（5）医疗卫生机构、医疗废物集中处置单位发生医疗废物流失、泄漏、扩散时，未采取紧急处理措施，或者未及时向卫生行政主管部门或环境保护行政主管部门报告的，由县级以上地方人民政府卫生行政主管部门或者环境保护行政主管部门按照各自的职责责令改正，给予警告，并处 1 万元以上 3 万元以下罚款；造成传染病传播或者环境污染事故的，由原发证部门暂扣或者吊销执业许可证件或者经营许可证件；构成犯罪的，依法追究刑事责任。

（6）医疗卫生机构、医疗废物集中处置单位，无正当理由，阻碍卫生行政主管部门或者环境保护行政主管部门执法人员执行职务，拒绝执法人员进入现场，或者不配合执法部门的检查、监测、调查取证的，由县级以上地方人民政府卫生行政主管部门或者环境保护行政主管部门按照各自的职责责令改正，给予警告；拒不改正的，由原发证部门暂扣或者吊销执业许可证件或者经营许可证件；触犯《中华人民共和国治安管理处罚法》，构成违反治安管理行为的，由公安机关依法予以处罚；构成犯罪的，依法追究刑事责任。

（7）不具备集中处置医疗废物条件的农村、医疗卫生机构未按照本条例的要求处置医疗废物的，由县级人民政府卫生行政主管部门或者环境保护行政主管部门按照各自的职责责令限期改正，给予警告；逾期不改正的，处 1000 元以上 5000 元以下的罚款；造成传染病传播或者环境污染事故的，由原发证部门暂扣或者吊销执业许可证件；构成犯罪的，依法追究刑事责任。

（8）未取得经营许可证从事医疗废物收集、运送、贮存、处置等活动的，由县级以上地方人民政府环境保护行政主管部门责令立即停止违法行为，没收违法所得，可以并处违法所得 1 倍以下的罚款。

考点提示

医疗废物的处理规定，违规处理医疗废物的法律责任

（9）转让、买卖医疗废物，邮寄或者通过铁路、航空运输医疗废物，或者违反规定通过水路运输医疗废物的，由县级以上地方人民政府环境保护行政主管部门责令转

让、买卖双方、邮寄人、托运人立即停止违法行为，给予警告，没收违法所得；违法所得 5000 元以上的，并处违法所得 2 倍以上 5 倍以下的罚款；没有违法所得或者违法所得不足 5000 元的，并处 5000 元以上 2 万元以下的罚款。

（10）医疗卫生机构、医疗废物集中处置单位违反规定，导致传染病传播或者发生环境污染事故，给他人造成损害的，依法承担民事赔偿责任。

第四节　疫苗流通和预防接种管理法律规定

一、疫苗的概念

按照国务院 2005 年 3 月 24 日公布，2005 年 6 月 1 日起施行的《疫苗流通和预防接种条例》（以下简称《条例》）规定，疫苗是指为了预防、控制传染病的发生、流行，用于人体预防接种的疫苗类预防性生物制品。

二、疫苗的分类

疫苗分为两类。第一类疫苗，是指政府免费向公民提供，公民应当依照政府的规定受种的疫苗，包括国家免疫规划确定的疫苗，省、自治区、直辖市人民政府在执行国家免疫规划时增加的疫苗，以及县级以上人民政府或者其卫生主管部门组织的应急接种或者群体性预防接种所使用的疫苗；第二类疫苗，是指由公民自费（费用由受种者或者其监护人承担）并且自愿受种的其他疫苗。

三、疫苗流通

药品批发企业依照本条例的规定经批准后可以经营疫苗。药品零售企业不得从事疫苗经营活动。

（一）一类疫苗的流通

省级疾病预防控制机构应当做好分发第一类疫苗的组织工作，并按照使用计划将第一类疫苗组织分发到设区的市级疾病预防控制机构或者县级疾病预防控制机构。县级疾病预防控制机构应当按照使用计划将第一类疫苗分发到接种单位和乡级医疗卫生机构。乡级医疗卫生机构应当将第一类疫苗分发到承担预防接种工作的村医疗卫生机构。医疗卫生机构不得向其他单位或者个人分发第一类疫苗。

传染病暴发、流行时，县级以上地方人民政府或者其卫生主管部门需要采取应急接种措施的，设区的市级以上疾病预防控制机构可以直接向接种单位分发第一类疫苗。

（二）二类疫苗的流通

疫苗生产企业可以向疾病预防控制机构、接种单位、疫苗批发企业销售本企业生产的第二类疫苗。疫苗批发企业可以向疾病预防控制机构、接种单位、其他疫苗批发企业销售第二类疫苗。

县级疾病预防控制机构可以向接种单位供应第二类疫苗；设区的市级以上疾病预防控制机构不得直接向接种单位供应第二类疫苗。

四、 疫苗接种

（一）接种单位应具备的条件

（1）具有医疗机构执业许可证件。

（2）具有经过县级人民政府卫生主管部门组织的预防接种专业培训并考核合格的执业医师、执业助理医师、护士或者乡村医生。

（3）具有符合疫苗储存、运输管理规范的冷藏设施、设备和冷藏保管制度。

（二）儿童预防接种制度

（1）在儿童出生后1个月内，其监护人应当到儿童居住地承担预防接种工作的接种单位为其办理预防接种证。接种单位对儿童实施接种时，应当查验预防接种证，并作好记录。

（2）儿童离开原居住地期间，由现居住地承担预防接种工作的接种单位负责对其实施接种。

（3）儿童入托、入学时，托幼机构、学校应当查验预防接种证，发现未依照国家免疫规划受种的儿童，应当向所在地的县级疾病预防控制机构或者儿童居住地承担预防接种工作的接种单位报告，并配合疾病预防控制机构或者接种单位督促其监护人在儿童入托、入学后及时到接种单位补种。

（三）群体性预防接种

群体性预防接种，是指为了预防、控制传染病的暴发、流行，在特定范围和时间，对某种或者某些传染病的特定人群，有组织地集中实施预防接种的活动。任何单位或者个人不得擅自进行群体性预防接种。

（四）预防接种的告知和记录要求

医疗卫生人员在实施接种前，应当告知受种者或者其监护人所接种疫苗的品种、作用、禁忌、不良反应以及注意事项，询问受种者的健康状况以及是否有接种禁忌等情况，并如实记录告知和询问情况。受种者或者其监护人应当了解预防接种的相关知识，并如实提供受种者的健康状况和接种禁忌等情况。

医疗卫生人员应当对符合接种条件的受种者实施接种，并依照国务院卫生主管部门的规定，填写并保存接种记录。

对于因有接种禁忌而不能接种的受种者，医疗卫生人员应当对受种者或者其监护人提出医学建议。

（五）预防接种异常反应的处理

预防接种异常反应，是指合格的疫苗在实施规范接种过程中或者实施规范接种后造成受种者机体组织器官、功能损害，相关各方均无过错的药品不良反应。

预防接种异常反应的处理：

（1）预防接种异常反应的鉴定参照《医疗事故处理条例》执行。

（2）因预防接种异常反应造成受种者死亡、严重残疾或者器官组织损伤的，应当给予一次性补偿。

（3）因接种第一类疫苗引起预防接种异常反应需要对受种者予以补偿的，补偿费用由省、自治区、直辖市人民政府财政部门在预防接种工作经费中安排。

（4）因接种第二类疫苗引起预防接种异常反应需要对受种者予以补偿的，补偿费用由相关的疫苗生产企业承担。

（5）因疫苗质量不合格给受种者造成损害的，依照药品管理法的有关规定处理。

五、 法律责任

（1）县级以上人民政府卫生主管部门、药品监督管理部门未履行监督职责，有渎职、失职行为的，由本级人民政府、上级人民政府卫生主管部门、药品监督管理部门责令改正，通报批评；造成受种者人身损害，传染病传播、流行或者其他严重后果的，对直接负责的主管人员和其他直接责任人员依法给予行政处分；构成犯罪的，依法追究刑事责任。

（2）县级以上人民政府未履行预防接种保障职责的，由上级人民政府责令改正，通报批评；造成传染病传播、流行或者其他严重后果的，对直接负责的主管人员和其他直接责任人员依法给予行政处分；构成犯罪的，依法追究刑事责任。

（3）疾病预防控制机构未按规定购进、分发、供应疫苗的，由县级以上人民政府卫生主管部门责令改正，通报批评，给予警告；有违法所得的，没收违法所得；拒不改正的，对主要负责人、直接负责的主管人员和其他直接责任人员依法给予警告、降级的处分。

（4）接种单位有下列情形之一的，由所在地的县级人民政府卫生主管部门责令改正，给予警告；拒不改正的，对主要负责人、直接负责的主管人员依法给予警告、降级的处分，对负有责任的医疗卫生人员责令暂停 3 个月以上 6 个月以下的执业活动：

①未依照规定建立并保存真实、完整的疫苗接收或者购进记录的。

②未在其接种场所的显著位置公示第一类疫苗的品种和接种方法的。

③医疗卫生人员在接种前，未依照本条例规定告知、询问受种者或者其监护人有关情况的。

④实施预防接种的医疗卫生人员未依照规定填写并保存接种记录的。

⑤未依照规定对接种疫苗的情况进行登记并报告的。

（5）疾病预防控制机构、接种单位有下列情形之一的，由县级以上地方人民政府卫生主管部门责令改正，给予警告；有违法所得的，没收违法所得；拒不改正的，对主要负责人、直接负责的主管人员和其他直接责任人员依法给予警告、降级的处分；造成受种者人身损害或者其他严重后果的，对主要负责人、直接负责的主管人员依法给予撤职、开除的处分，并由原发证部门吊销负有责任的医疗卫生人员的执业证书：

①从不具有疫苗经营资格的单位或者个人购进第二类疫苗的。

②接种疫苗未遵守预防接种工作规范、免疫程序、疫苗使用指导原则、接种方案的。

③发现预防接种异常反应或者疑似预防接种异常反应，未依照规定及时处理或者报告的。

④擅自进行群体性预防接种的。

（6）疾病预防控制机构、接种单位在疫苗分发、供应和接种过程中违反本条例规定收取费用的，由所在地的县级人民政府卫生主管部门监督其将违法收取的费用退还给原缴费的单位或者个人，并由县级以上人民政府价格主管部门依法给予处罚。

（7）疫苗生产企业、疫苗批发企业向疾病预防控制机构、接种单位、疫苗批发企业以外的单位或者个人销售第二类疫苗，或者疫苗批发企业从不具有疫苗经营资格的单位或者个人购进第二类疫苗的，由药品监督管理部门没收违法销售的疫苗，并处违法销售的疫苗货值金额 2 倍以上 5 倍以下的罚款；有违法所得的，没收违法所得；情节严重的，依法吊销疫苗生产资格、疫苗经营资格。

（8）疾病预防控制机构、接种单位、疫苗生产企业、疫苗批发企业未在规定的冷藏条件下储存、运输疫苗的，由药品监督管理部门责令改正，给予警告，对所储存、运输的疫苗予以销毁；疾病预防控制机构、接种单位拒不改正的，由卫生主管部门对主要负责人、直接负责的主管人员和其他直接责任人员依法给予警告、降级的处分；造成严重后果的，由卫生主管部门对主要负责人、直接负责的主管人员和其他直接责任人员依法给予撤职、开除的处分，并吊销接种单位的接种资格；疫苗生产企业、疫苗批发企业拒不改正的，由药品监督管理部门依法责令停产、停业整顿，并处 5000 元以上 2 万元以下的罚款；造成严重后果的，依法吊销疫苗生产资格、疫苗经营资格。

（9）儿童入托、入学时，托幼机构、学校未依照规定查验预防接种证，或者发现未依照规定受种的儿童后未向疾病预防控制机构或者接种单位报告的，由县级以上地方人民政府教育主管部门责令改正，给予警告；拒不改正的，对主要负责人、直接负责的主管人员和其他直接责任人员依法给予处分。

（10）卫生主管部门、疾病预防控制机构、接种单位以外的单位或者个人违反规定进行群体性预防接种的，由县级以上人民政府卫生主管部门责令立即改正，没收违法持有的疫苗，并处违法持有的疫苗货值金额 2 倍以上 5 倍以下的罚款；有违法所得的，没收违法所得。

（11）单位和个人给受种者人身、财产造成损害的，依法承担民事责任。

（12）以发生预防接种异常反应为由，寻衅滋事，扰乱接种单位的正常医疗秩序和预防接种异常反应鉴定工作的，依法给予治安管理处罚；构成犯罪的，依法追究刑事责任。

> **考点提示**
>
> 《条例》施行时间；实施接种的要求；法律责任

第五节 现代医学发展中的法律问题

随着现代医学的飞跃发展，人们已开展现代生殖技术、基因治疗和人体器官移植等活动，然而，这些活动是一把双刃剑，它既会给人类带来福音，也会给人类传统的伦理观念带来冲击和挑战，同时它的滥用还会带来一系列的法律问题和伦理问题。

一、现代生殖技术

（一）现代生殖技术的概念和分类
详见第八单元。

（二）现代生殖技术的法律问题

1. 人工授精的法律问题

人工授精子女的法律地位，即谁是孩子的父母，是一个非常复杂的问题，按照最高人民法院的司法解释，并结合相关法理，人工授精子女的法律地位有以下几种情况：

（1）采用同质人工授精方式而出生的子女，由于采用的都是父亲的精子和母亲的卵子，只是用人工的方法使之结合生长，由于其与父母有血统关系，故为婚生子女。通常情况下，夫妻双方均不能向法院提起否认亲子关系之诉，除非有充分的证据证实医生误用了第三人的精子或卵子。

（2）采取异质人工授精所生的子女，由于采用的是第三人的精子或者卵子，因此出生的子女与一方父母甚至是父母双方都没有血缘关系，但是这并不能成为否认父母与子女关系的依据。如果实施这种人工授精方法是夫妻双方协商一致而做的，则该子女视为双方的婚生子女。如果未经夫妻双方协商一致的，所生子女为实施人工授精一方的婚生子女；对另一方来讲，该子女则不是婚生子女。

提供异质人工授精精子或卵子的第三人虽然从生理学的角度来讲，与所生的孩子具有血缘关系，但是他们并不对所生子女承担任何的父母子女之间的权利义务。而且对提供精子或者卵子的第三人的身份是要严格保密的，除非是在所生的子女长大后结婚时可能会导致近亲结婚的时候，才可以有例外。

2. 体外授精的法律问题

在体外授精的情况下，一个子女可以同时具有多个父亲和母亲。包括"生物父母"（遗传父母、孕育父母）和"社会父母（养育父母）"，这些"父母"中，谁最有权利做孩子的父母呢？一般认为，当"生物父母"解体时，"社会父母"是道德上和法律上的合法父母。因核心问题不在于父母和子女是否有生物学上的联系，而是谁能更好地照顾好孩子的利益。他们担当了抚养和教育孩子的责任，这比提供精子和卵子，或者提供了怀孕场所更为重要。如果出现法律纠纷，法理上可能会偏重于"社会父母"的利益，给予优先权。

3. 代孕母亲和无性繁殖的法律问题

根据我国现行法律，代孕母亲和无性繁殖行为均为法律所禁止，也就是说，在我国凡是代孕母亲和无性繁殖所产生的子女不享有法律地位，不受法律所保护。

二、 基因治疗

（一）基因和基因治疗的概念

基因是能够表达出一个有功能的多肽链或功能 RNA 分子的核酸序列，它决定着生物的性状、生长与发育。

基因治疗是指将外源正常基因导入靶细胞，以纠正或补偿因基因缺陷和异常引起的疾病，而达到治疗目的。

（二）基因治疗的法律问题

1. 隐私权

（1）基因的特点

①基因能忠实地复制自己，以保持生物的基本特征。

②基因能够"突变"，突变绝大多数会导致疾病，另外一小部分是非致病突变。

（2）基因隐私权保护　基因与人类的健康密切相关。由于基因的特点，决定了基因治疗过程中，必然涉及到患者基因的以下隐私权保护：①基因隐私保密权。②基因隐私的知晓权。③基因隐私利用权。④基因隐私支配权。⑤基因隐私维护权。

2. 知情同意书的签订

任何医疗活动都会存在风险，为保护医患双方的权益，大部分临床医疗活动均要签订相关知情同意书，并受法律保护。基因治疗应用到临床医学时，签订知情同意书同样至关重要。

3. 治疗方案的规范

基因治疗现在大多仍处于临床试验阶段，还不是一种成熟和稳定的治疗技术，存在较多不宜克服的难题，其中最为突出的是：①效率问题。②安全性问题。

三、 人体器官移植

人体器官移植包括脏器移植、组织移植和细胞移植三种类型，是人类的一项伟大的医学技术，但是由于我国人体器官供需矛盾突出，我国立法上又存在不足，诱发了许多法律问题。

知识链接

世界器官移植史起源于18世纪。1902年，出现用套接血管法施行自体、同种和异种的肾移植。1902~1912年，有学者首次用血管缝合法施行整个器官移植的动物实验，创立了真正的现代血管吻合法。1962年，美国科学家施行同种肾移植，改用免疫抑制药物，首次获得长期存活。

（一）人体器官移植的概念

详见第八单元。

（二）人体器官捐献的原则

《条例》规定，人体器官捐献人需年满18周岁，有完全民事行为能力，遵循自愿、无偿的原则。

（三）医疗机构从事人体器官移植的条件

（1）有与从事人体器官移植相适应的执业医师和其他医务人员。

（2）有满足人体器官移植所需要的设备、设施。

（3）有由医学、法学、伦理学等方面专家组成的人体器官移植技术临床应用与伦理委员会，该委员会中从事人体器官移植的医学专家不超过委员人数的1/4。

（4）有完善的人体器官移植质量监控等管理制度。

（四）人体器官移植的法律责任

1. 买卖人体器官及相关活动的法律责任

《条例》规定，对买卖人体器官或者从事买卖人体器官有关活动的，由卫生主管部门没收违法所得，并处以交易额8倍以上10倍以下的罚款；医疗机构参与买卖活动的，还应当对负有责任的主管人员和其他直接责任人员依法给予处分，并由原登记部门撤销该医疗机构人体器官移植诊疗科目登记，该医疗机构3年内不得再申请人体器官移植诊疗科目登记；医务人员参与买卖活动的，由原发证部门吊销其执业证书；国家工作人员参与买卖活动的，由有关部门依据职权，依法给予撤职、开除的处分。

2. 擅自从事人体器官移植的法律责任

医疗机构未办理人体器官移植诊疗科目登记，擅自从事人体器官移植的，依照《医疗机构管理条例》的规定予以处罚。有下列情形之一，构成犯罪的，依法追究刑事责任：

（1）未经公民本人同意摘取其活体器官的。

（2）公民生前表示不同意捐献其人体器官而摘取其尸体器官的。

（3）摘取未满18周岁公民的活体器官的。给他人造成损害的，应当依法承担民事责任。

3. 未对人体器官捐献人进行医学检查的法律责任

《条例》规定，未对人体器官捐献人进行医学检查或者未采取措施，导致接受人因人体器官移植手术感染疾病的，依照《医疗事故处理条例》的规定予以处罚。

4. 泄露个人资料的法律责任

从事人体器官移植的医务人员违反《条例》规定，泄露人体器官捐献人、接受人或者申请人体器官移植手术患者个人资料的，依照《执业医师法》或者国家有关护士管理的规定予以处罚。

5. 从事人体器官移植的医务人员参与死亡判定的法律责任

从事人体器官移植的医务人员参与尸体器官捐献人的死亡判定的，由县级以上地方人民政府卫生主管部门依照职责分工暂停其6个月以上1年以下执业活动；情节严重的，由原发证部门吊销其执业证书。

6. 医疗机构的法律责任

医疗机构擅自从事人体器官移植的，按照《医疗机构管理条例》的规定进行处罚。

7. 医务人员的法律责任

医务人员未经委员会同意摘取器官的；摘取器官前未履行说明、查验、确认义务的；对尸体器官未恢复原貌的。依法予以处分，情节严重，可依照职责暂停其6个月以上1年以下执业活动，特别严重，吊销执照。若泄密，按照《执业医师法》或有关护士管理规定予以处罚。

8. 国家机关工作人员的法律责任

国家机关工作人员在人体器官移植监督管理工作中滥用职权、玩忽职守、徇私舞弊，构成犯罪的，依法追究刑事责任；尚不构成犯罪的，依法给予处分。

考点提示

现代生殖技术、基因治疗和人体器官移植的法律责任

第六节 母婴保健法律制度

一、概述

按照全国人大常委会 1995 年 6 月 1 日起施行的《中华人民共和国母婴保健法》（以下简称《母婴保健法》）和国务院 2001 年 6 月 20 日颁布施行的《中华人民共和国母婴保健法实施办法》规定，母婴保健法是调整保障母亲和婴儿健康、提高出生人口素质活动中产生的各种社会关系的法律规范的总称。母婴保健工作以保健为中心，以保障生殖健康为目的，实行保健和临床相结合，面向群体、面向基层和预防为主的工作方针。

> **知识链接**
>
> 我国每年约有80至120万出生缺陷儿出生，占全国出生总人口的4%至6%，将近全球每年出生缺陷儿总量的20%，是世界上出生缺陷高发国家之一，被称为出生缺陷的"珠穆朗玛峰"。

二、婚前保健

（一）婚前保健服务内容

婚前保健服务，是指对准备结婚的男女双方，在结婚登记前所进行的婚前医学检查、婚前卫生指导和婚前卫生咨询服务。服务内容包括：婚前卫生指导；婚前卫生咨询；婚前医学检查。

（二）婚前医学检查意见

经婚前医学检查，发现患有指定传染病在传染期内或者有关精神病在发病期内的，医师应当提出医学意见，准备结婚的男女双方应当暂缓结婚，医疗保健机构应当为其治疗提供医疗服务；对诊断患医学上认为不宜生育的严重遗传性疾病的，医师应当向男女双方说明情况，提出医学意见，经男女双方同意，采取长效避孕措施或者施行结扎手术后不生育的，可以结婚，但《婚姻法》规定禁止结婚的除外。

三、孕产期保健

孕产期保健是指医疗保健机构从怀孕开始至产后 42 天内的孕产妇及胎儿、婴儿提供的医疗保健服务。

孕产期保健是指各级各类医疗保健机构为准备妊娠至产后 42 天的妇女及胎儿、婴儿提供全程系列的医疗保健服务。

（一）孕产期保健的服务内容

1. 母婴保健指导

对孕育健康后代以及严重遗传性疾病和碘缺乏病等地方病的发病原因、治疗和预防方法提供医学意见。

2. 孕妇、产妇保健

（1）为孕产妇建立保健手册（卡），定期进行产前检查。

（2）为孕产妇提供卫生、营养、心理等方面的医学指导和咨询。

（3）对高危孕妇进行重点监护、随访和医疗保健服务。

（4）为孕产妇提供安全分娩技术服务。

（5）定期进行产后访视，指导产妇科学喂养婴儿。

（6）提供避孕咨询指导和技术服务。

（7）对产妇及其家属进行生殖健康教育和科学育儿知识教育。

（8）其他孕产期保健服务。

3. 胎儿保健

为胎儿生长发育进行监护，提供咨询和医学指导。

4. 新生儿保健

为新生儿生长发育、哺乳和护理提供医疗保健服务。

（二）医学指导和医学意见

1. 医学指导

对患严重疾病或者接触致畸物质，妊娠可能危及孕妇生命安全或者可能严重影响孕妇健康和胎儿正常发育的，医疗保健机构应当予以医学指导。

2. 医学意见

医师发现或者怀疑患严重遗传性疾病的育龄夫妻，应当提出医学意见。育龄夫妻应当根据医师的医学意见采取相应的措施。

（三）产前诊断与终止妊娠

1. 产前诊断

经产前检查，医师发现或者怀疑胎儿异常的，应当对孕妇进行产前诊断。

2. 终止妊娠

经产前诊断，有下列情形之一的，医师应当向夫妻双方说明情况，并提出终止妊娠的医学意见。

（1）胎儿患严重遗传性疾病的。

（2）胎儿有严重缺陷的。

（3）因患严重疾病，继续妊娠可能危及孕妇生命安全或者严重危害孕妇健康的。

施行终止妊娠或者结扎手术，应当经本人同意，并签署意见。本人无行为能力的，应当经其监护人同意，并签署意见，接受免费服务。

（四）住院分娩

提倡住院分娩，不能住院分娩的孕妇应当由经过培训合格的接生人员实行消毒接生。医师和助产人员应当严格遵守有关操作规程，提高助产技术和服务质量，预防和减少产伤。

直通护考

《出生医学证明》可以作为（　　）。

A. 出生人口血亲关系证明

B. 出生人口申报户籍的依据

C. 国籍证明文件

D. 依法获得保健服务的凭据

E. 办理入学报名手续的依据

正确答案：B

（五）新生儿出生医学证明

医疗保健机构和从事家庭接生的人员应当按照国务院卫生行政部门的规定，出具统一制发的新生儿《出生医学证明》。有产妇和婴儿死亡及新生儿出生缺陷的，应当向卫生行政部门报告。《出生医学证明》是新生儿申报户口的证明。

（六）严禁采用技术手段对胎儿进行性别鉴定

《母婴保健法》规定，严禁采用任何技术手段对胎儿进行性别鉴定，怀疑胎儿可能为伴性遗传病，需要进行性别鉴定的，由省级卫生行政部门指定的医疗保健机构按照卫生部的规定进行鉴定。

四、法律责任

（一）行政责任

医疗保健机构或者人员未取得母婴保健技术许可，擅自从事婚前医学检查、遗传病诊断、产前诊断、终止妊娠手术和医学技术鉴定或者出具有关医学证明的，由卫生行政部门给予警告、责令停止违法行为，没收违法所得；违法所得5000元以上的，并处违法所得3倍以上5倍以下的罚款；违法所得不足5000元的，没收违法所得并处5000元以上2万元以下的罚款。

（二）民事责任

母婴保健工作人员在诊疗护理过程中，因诊疗护理过失，造成病员死亡、残废、组织器官损伤导致功能障碍的，应根据《医疗事故处理条例》的有关规定，承担相应的民事责任。

（三）刑事责任

《母婴保健法》规定，取得相应合格证书的从事母婴保健的工作人员由于严重不负责任，造成就诊人员死亡、或者严重损害就诊人身体健康的，依照《刑法》第335条医疗事故罪追究刑事责任。

《母婴保健法》规定，未取得国家颁发的有关合格证书，施行终止妊娠手术或者采取其他方法终止妊娠，致人死亡、残疾、丧失或者基本丧失劳动能力的，依照《刑法》的有关规定追究刑事责任。

> **考点提示**
>
> 母婴保健的法律责任

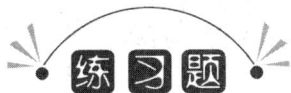

练习题

一、选择题

A₁型题

1.《中华人民共和国献血法》规定，我国实行（　　）。
　　A. 有偿献血制度　　　　　　B. 无偿献血制度
　　C. 自愿献血制度　　　　　　D. 义务献血制度
　　E. 互助献血制度

2. 在突发公共卫生事件的范围中（　　）应除外。

    A. 重大作物中毒　　　　　　　　　B. 重大职业中毒

    C. 重大传染病疫情　　　　　　　　D. 重大非传染性疾病

    E. 群体不明原因疾病

3. 突发公共卫生事件现场应急的一般程序不包括（　　）。

    A. 及时报告　　　　　　　　　　　B. 现场急救

    C. 现场保护和控制　　　　　　　　D. 现场抽查

    E. 现场采样

4. 下列对医疗废物专用包装袋理解正确的是（　　）。

    A. 只要是袋装，在使用过程中专门用医疗废物即可

    B. 黄色塑料袋

    C. 黄色塑料袋，贴有医疗废物相关标识即可

    D. 黄色塑料袋，质量、标识符合国家规定

    E. 黑色颜料袋

5. 关于人体器官捐献，表述正确的是（　　）。

    A. 人体器官捐献人需年满 18 周岁　　B. 有完全民事行为能力

    C. 遵循自愿　　　　　　　　　　　D. 无偿的原则

    E. 以上都是

6. 医疗机构擅自从事人体器官移植的，按照（　　）的规定进行处罚。

    A.《医疗事故处理条例》　　　　　　B.《执业医师法》

    C.《医疗机构管理条例》　　　　　　D.《护士条例》

    E.《民法通则》

A₂ 型题

7. 彭某，女，未取得母婴保健技术许可，为李某施行终止妊娠手术，收取手术费等 1800 元，卫生行政部门对彭某的下列处罚正确的是（　　）。

    A. 没收违法所得，并处罚款 1800 元　B. 没收违法所得，并处罚款 4000 元

    C. 没收违法所得，并处罚款 3600 元　D. 没收违法所得，并处罚款 2.2 万元

    E. 没收违法所得，并处罚款 5200 元

8. 刘某，男，50 岁，为获取经济利益，以 5000 元购买王某的左肾后又以 1.5 万元的价格卖给张某。卫生主管部门对刘某进行的下列处罚，正确的是（　　）。

    没收违法所得，并处罚款 5000 元　　B. 没收违法所得，并处罚款 1.5 万元

    C. 没收违法所得，并处罚款 4 万元　　D. 没收违法所得，并处罚款 13 万元

    E. 没收违法所得，并处行政拘留 15 日

9. 赵某，男，58 周岁，参加无偿献血 6 次，本人要求献血，下列表述正确的是（　　）。

    A. 赵某的年龄已经超过 55 周岁，不能献血

    B. 赵某是男性，不能献血

    C. 赵某献血次数过多，不能献血

    D. 需经赵某家属同意

    E. 赵某如果符合《献血者健康检查标准要求》，可以献血

10. 2012 年 10 月 5 日，S 县发生一起食物中毒事件，造成 2 人抢救无效死亡，多人住院治疗。上级部门立即介入调查，但 S 县政府和有关部门不予配合，并采取各种方式阻碍、干涉调查。事后，上级部门对有关人员进行处理，下列处理措施正确的是（　　）。

A. 对 S 县主要领导进行批评教育　　　B. 对 S 县卫生局局长进行批评教育

C. S 县主要领导调离工作岗位　　　　D. S 县卫生局局长调离工作岗位

E. 对 S 县政府主要领导人和政府部门主要负责人依法给予降级或者撤职的行政处分；构成犯罪的，依法追究刑事责任。

二、思考题

1. 预防接种异常反应的处理措施？

2. 医疗机构处理突发公共卫生事件不当承担的法律责任？

附 录

附录一　21世纪中国护士伦理准则

一、通则

1. 人类对护理工作的需求是普遍的，护士工作服务于人生命的全过程。

2. 护士提供护理服务应建基于尊重人的生命、权利和尊严，提高生存质量。

3. 护士对服务对象实施护理应不受限于种族、国籍、信仰、年龄、性别、政治或社会地位，对之均一视同仁。

4. 护士的基本职责是促进健康，预防疾病，协助康复和减轻患病带来的痛苦。

5. 护士应按服务对象个人、家庭及社区的需要，与医务及社会人士共同合作，提供健康服务。

二、尊重生命，提高生存质量

6. 护士的主要任务应是照顾需要护理的人，及推广基层健康教育。

7. 执行护理工作时，护士应确保护理对象安全。

8. 护士应提供符合护理对象及其亲友需要的护理、指导与咨询。

9. 护士应尊重濒临死亡者的意愿，帮助其安详及尊严地离世。

三、尊重人的权利和尊严

10. 护士应尊重个人的信仰、价值观和风俗习惯。

11. 护士应保密和审慎地运用有关护理对象的一切资料。

12. 护士应尊重护理对象及其亲友的意愿，鼓励和协助他们计划和实施护理。

13. 护士应采取适当行动，积极维护护理对象的权利和尊严。

14. 护士应诚信自重，推己及人。

四、洞察社会需求，群策群力，共建健康社群

15. 护士应肩负普及卫生保健知识的责任，促进及改善社群健康。

16. 护士应与社会大众共负倡导和支持全民健康的责任，为实现"人人享有卫生保健"而努力。

17. 护士应与社会大众共策良谋，善用卫生资源，以达最佳的经济效益。

五、精益求精，确保优质护理

18. 执行职务时，护士应以科研结果为证据，实事求是，为护理对象谋福利。
19. 护士应灵活地运用和积极地改善现有资源，以提供最佳的护理服务。
20. 护士应运用专业判断以接受任务和适当地将任务授予他人。
21. 护士应肩负促进护理科研发展的任务，积极开拓及提高护理知识和技能。

附录二　国际护理学会护士伦理法典（第二版）（1973 年）

护士的基本任务有四个方面：增进健康、预防疾病、恢复健康和减轻痛苦。

人类对护理的需要是普遍的。护理从本质上说是尊重人的生命，尊重人的尊严和尊重人的权利。不受国籍、种族、主义、肤色、年龄、政治或社会地位的限制。护士亦与其他相关的群体合作，为个人、家庭和社区提供健康服务。

护士与人民

护士主要的职责是对那些需要护理的人负责。

护士在提供照护时，要促成一个尊重个人的价值观、风俗习惯和精神信仰的环境。

护士要保守病人的秘密，在决定是否将这些秘密提交出来时，需用自己的判断。

护士与实践

护士应对所进行的护理实践负起责任，并且通过不断的学习来维持自己胜任护理工作的能力。即便在特殊的情况下，护士也要尽力保持最高标准的护理。

护士在接受或授权某些职责时，须对有关的个人能力作出判断。

护士在行使职业能力时，个人的行动规范应时刻保持在能反映职业尊严的标准上。

护士与社会

护士们与公民一起分担责任，发起和支持满足公众的健康和社会需要的行动。

护士和职业

护士在决定和执行护理实践和护理教育的理想的规范标准中，担任主要的角色。

在发展专业知识之核心方面，护士是积极因素。

护士通过专业组织，参与建立和维持社会和经济方面平等的护理工作环境。

附录三　希波克拉底誓言

仰赖医神阿波罗·埃斯克雷波斯及天地诸神为证，鄙人敬谨宣誓，愿以自身能力及判断力所及，遵守此约。凡授我艺者，敬之如父母，作为终身同业伴侣，彼有急需，我接济之。视彼儿女，犹我兄弟，如欲受业，当免费并无条件传授之。凡我所知，无论口授书传，俱传之吾与吾师之子及发誓遵守此约之生徒，此外不传与他人。

　　我愿尽余之能力与判断力所及，遵守为病家谋利益之信条，并检束一切堕落和害人行为，我不得将危害药品给予他人，并不作该项之指导，虽有人请求亦必不与之。尤不为妇人施堕胎手术。我愿以此纯洁与神圣之精神，终身执行我职务。凡患结石者，我不施手术，此则有待于专家为之。

　　无论至于何处，遇男或女，贵人及奴婢，我之唯一目的，为病家谋幸福，并检点吾身，不作各种害人及恶劣行为，尤不作诱奸之事。凡我所见所闻，无论有无业务关系，我认为应守秘密者，我愿保守秘密。尚使我严守上述誓言时，请求神祇让我生命与医术能得无上光荣，我苟违誓，天地鬼神实共殛之。

附录四　南丁格尔誓言

　　余谨以至诚，於上帝及会众面前宣誓：终身纯洁，忠贞职守，尽力提高护理专业标准，勿为有损之事，勿取服或故用有害之药，慎守患者及家属之秘密，竭诚协助医师之诊治，务谋病者之福利。

　　《南丁格尔誓言》是南丁格尔为护士所立的誓约。洛伦斯·南丁格尔（1820～1910），世界著名护理专家，近代护理教育的创始人，护理学的奠基人。出生于英国。1851 年在德国一所医院接受护理训练。她所撰写的《医院札记》和《护理札记》两书，以及 100 余篇论文，均被认为是护理教育和医院管理的重要文献。1860 年在英国圣多马医院首创近代护理学校。她的教育思想和办学经验被欧美和亚洲国家所采用。

附录五　护士条例

第一章　总　　则

　　第一条　为了维护护士的合法权益，规范护理行为，促进护理事业发展，保障医疗安全和人体健康，制定本条例。

　　第二条　本条例所称护士，是指经执业注册取得护士执业证书，依照本条例规定从事护理活动，履行保护生命、减轻痛苦、增进健康职责的卫生技术人员。

　　第三条　护士人格尊严、人身安全不受侵犯。护士依法履行职责，受法律保护。全社会应当尊重护士。

　　第四条　国务院有关部门、县级以上地方人民政府及其有关部门以及乡（镇）人民政府应当采取措施，改善护士的工作条件，保障护士待遇，加强护士队伍建设，促进护理事业健康发展。国务院有关部门和县级以上地方人民政府应当采取措施，鼓励护士到农村、基层医疗卫生机构工作。

　　第五条　国务院卫生主管部门负责全国的护士监督管理工作。县级以上地方人民政府卫生主管部门负责本行政区域的护士监督管理工作。

　　第六条　国务院有关部门对在护理工作中做出杰出贡献的护士，应当授予全国卫生系统先进工作者荣誉称号或者颁发白求恩奖章，受到表彰、奖励的护士享受省部级劳动模范、先进工作者待遇；对长期从事护理工作的护士应当颁发荣誉证书。具体办法由国务院有关部门制定。县级以上地方人民政府及其有关部门对本行政区域内做出突出贡献的护士，按照省、自治区、直辖市人民政府的有关规定给予表彰、奖励。

第二章　执业注册

第七条　护士执业，应当经执业注册取得护士执业证书。申请护士执业注册，应当具备下列条件：

（一）具有完全民事行为能力；

（二）在中等职业学校、高等学校完成国务院教育主管部门和国务院卫生主管部门规定的普通全日制 3 年以上的护理、助产专业课程学习，包括在教学、综合医院完成 8 个月以上护理临床实习，并取得相应学历证书；

（三）通过国务院卫生主管部门组织的护士执业资格考试；

（四）符合国务院卫生主管部门规定的健康标准。

护士执业注册申请，应当自通过护士执业资格考试之日起 3 年内提出；逾期提出申请的，除应当具备前款第（一）项、第（二）项和第（四）项规定条件外，还应当在符合国务院卫生主管部门规定条件的医疗卫生机构接受 3 个月临床护理培训并考核合格。

护士执业资格考试办法由国务院卫生主管部门会同国务院人事部门制定。

第八条　申请护士执业注册的，应当向拟执业地省、自治区、直辖市人民政府卫生主管部门提出申请。收到申请的卫生主管部门应当自收到申请之日起 20 个工作日内做出决定，对具备本条例规定条件的，准予注册，并发给护士执业证书；对不具备本条例规定条件的，不予注册，并书面说明理由。护士执业注册有效期为 5 年。

第九条　护士在其执业注册有效期内变更执业地点的，应当向拟执业地省、自治区、直辖市人民政府卫生主管部门报告。收到报告的卫生主管部门应当自收到报告之日起 7 个工作日内为其办理变更手续。护士跨省、自治区、直辖市变更执业地点的，收到报告的卫生主管部门还应当向其原执业地省、自治区、直辖市人民政府卫生主管部门通报。

第十条　护士执业注册有效期届满需要继续执业的，应当在护士执业注册有效期届满前 30 日向执业地省、自治区、直辖市人民政府卫生主管部门申请延续注册。收到申请的卫生主管部门对具备本条例规定条件的，准予延续，延续执业注册有效期为 5 年；对不具备本条例规定条件的，不予延续，并书面说明理由。

护士有行政许可法规定的应当予以注销执业注册情形的，原注册部门应当依照行政许可法的规定注销其执业注册。

第十一条　县级以上地方人民政府卫生主管部门应当建立本行政区域的护士执业良好记录和不良记录，并将该记录记入护士执业信息系统。

护士执业良好记录包括护士受到的表彰、奖励以及完成政府指令性任务的情况等内容。护士执业不良记录包括护士因违反本条例以及其他卫生管理法律、法规、规章或者诊疗技术规范的规定受到行政处罚、处分的情况等内容。

第三章　权利和义务

第十二条　护士执业，有按照国家有关规定获取工资报酬、享受福利待遇、参加社会保险的权利。任何单位或者个人不得克扣护士工资，降低或者取消护士福利等待遇。

第十三条 护士执业，有获得与其所从事的护理工作相适应的卫生防护、医疗保健服务的权利。从事直接接触有毒有害物质、有感染传染病危险工作的护士，有依照有关法律、行政法规的规定接受职业健康监护的权利；患职业病的，有依照有关法律、行政法规的规定获得赔偿的权利。

第十四条 护士有按照国家有关规定获得与本人业务能力和学术水平相应的专业技术职务、职称的权利；有参加专业培训、从事学术研究和交流、参加行业协会和专业学术团体的权利。

第十五条 护士有获得疾病诊疗、护理相关信息的权利和其他与履行护理职责相关的权利，可以对医疗卫生机构和卫生主管部门的工作提出意见和建议。

第十六条 护士执业，应当遵守法律、法规、规章和诊疗技术规范的规定。

第十七条 护士在执业活动中，发现患者病情危急，应当立即通知医师；在紧急情况下为抢救垂危患者生命，应当先行实施必要的紧急救护。

护士发现医嘱违反法律、法规、规章或者诊疗技术规范规定的，应当及时向开具医嘱的医师提出；必要时，应当向该医师所在科室的负责人或者医疗卫生机构负责医疗服务管理的人员报告。

第十八条 护士应当尊重、关心、爱护患者，保护患者的隐私。

第十九条 护士有义务参与公共卫生和疾病预防控制工作。发生自然灾害、公共卫生事件等严重威胁公众生命健康的突发事件，护士应当服从县级以上人民政府卫生主管部门或者所在医疗卫生机构的安排，参加医疗救护。

第四章 医疗卫生机构的职责

第二十条 医疗卫生机构配备护士的数量不得低于国务院卫生主管部门规定的护士配备标准。

第二十一条 医疗卫生机构不得允许下列人员在本机构从事诊疗技术规范规定的护理活动：

（一）未取得护士执业证书的人员；

（二）未依照本条例第九条的规定办理执业地点变更手续的护士；

（三）护士执业注册有效期届满未延续执业注册的护士。

在教学、综合医院进行护理临床实习的人员应当在护士指导下开展有关工作。

第二十二条 医疗卫生机构应当为护士提供卫生防护用品，并采取有效的卫生防护措施和医疗保健措施。

第二十三条 医疗卫生机构应当执行国家有关工资、福利待遇等规定，按照国家有关规定为在本机构从事护理工作的护士足额缴纳社会保险费用，保障护士的合法权益。

对在艰苦边远地区工作，或者从事直接接触有毒有害物质、有感染传染病危险工作的护士，所在医疗卫生机构应当按照国家有关规定给予津贴。

第二十四条 医疗卫生机构应当制定、实施本机构护士在职培训计划，并保证护士接受培训。

护士培训应当注重新知识、新技术的应用；根据临床专科护理发展和专科护理岗位的需要，开展对护士的专科护理培训。

第二十五条　医疗卫生机构应当按照国务院卫生主管部门的规定，设置专门机构或者配备专（兼）职人员负责护理管理工作。

第二十六条　医疗卫生机构应当建立护士岗位责任制并进行监督检查。

护士因不履行职责或者违反职业道德受到投诉的，其所在医疗卫生机构应当进行调查。经查证属实的，医疗卫生机构应当对护士做出处理，并将调查处理情况告知投诉人。

第五章　法律责任

第二十七条　卫生主管部门的工作人员未依照本条例规定履行职责，在护士监督管理工作中滥用职权、徇私舞弊，或者有其他失职、渎职行为的，依法给予处分；构成犯罪的，依法追究刑事责任。

第二十八条　医疗卫生机构有下列情形之一的，由县级以上地方人民政府卫生主管部门依据职责分工责令限期改正，给予警告；逾期不改正的，根据国务院卫生主管部门规定的护士配备标准和在医疗卫生机构合法执业的护士数量核减其诊疗科目，或者暂停其 6 个月以上 1 年以下执业活动；国家举办的医疗卫生机构有下列情形之一、情节严重的，还应当对负有责任的主管人员和其他直接责任人员依法给予处分：

（一）违反本条例规定，护士的配备数量低于国务院卫生主管部门规定的护士配备标准的；

（二）允许未取得护士执业证书的人员或者允许未依照本条例规定办理执业地点变更手续、延续执业注册有效期的护士在本机构从事诊疗技术规范规定的护理活动的。

第二十九条　医疗卫生机构有下列情形之一的，依照有关法律、行政法规的规定给予处罚；国家举办的医疗卫生机构有下列情形之一、情节严重的，还应当对负有责任的主管人员和其他直接责任人员依法给予处分：

（一）未执行国家有关工资、福利待遇等规定的；

（二）对在本机构从事护理工作的护士，未按照国家有关规定足额缴纳社会保险费用的；

（三）未为护士提供卫生防护用品，或者未采取有效的卫生防护措施、医疗保健措施的；

（四）对在艰苦边远地区工作，或者从事直接接触有毒有害物质、有感染传染病危险工作的护士，未按照国家有关规定给予津贴的。

第三十条　医疗卫生机构有下列情形之一的，由县级以上地方人民政府卫生主管部门依据职责分工责令限期改正，给予警告：

（一）未制定、实施本机构护士在职培训计划或者未保证护士接受培训的；

（二）未依照本条例规定履行护士管理职责的。

第三十一条　护士在执业活动中有下列情形之一的，由县级以上地方人民政府卫生主管部门依据职责分工责令改正，给予警告；情节严重的，暂停其 6 个月以上 1 年以下执业活动，直至由原发证部门吊销其护士执业证书：

（一）发现患者病情危急未立即通知医师的；

（二）发现医嘱违反法律、法规、规章或者诊疗技术规范的规定，未依照本条例第十七条的规定提出或者报告的；

（三）泄露患者隐私的；

（四）发生自然灾害、公共卫生事件等严重威胁公众生命健康的突发事件，不服从安排参加医疗救护的。

护士在执业活动中造成医疗事故的，依照医疗事故处理的有关规定承担法律责任。

第三十二条　护士被吊销执业证书的，自执业证书被吊销之日起2年内不得申请执业注册。

第三十三条　扰乱医疗秩序，阻碍护士依法开展执业活动，侮辱、威胁、殴打护士，或者有其他侵犯护士合法权益行为的，由公安机关依照治安管理处罚法的规定给予处罚；构成犯罪的，依法追究刑事责任。

第六章　附　则

第三十四条　本条例施行前按照国家有关规定已经取得护士执业证书或者护理专业技术职称、从事护理活动的人员，经执业地省、自治区、直辖市人民政府卫生主管部门审核合格，换领护士执业证书。

本条例施行前，尚未达到护士配备标准的医疗卫生机构，应当按照国务院卫生主管部门规定的实施步骤，自本条例施行之日起3年内达到护士配备标准。

第三十五条　本条例自2008年5月12日起施行。

附录六　医疗机构从业人员行为规范

第一章　总　则

第一条　为规范医疗机构从业人员行为，根据医疗卫生有关法律法规、规章制度，结合医疗机构实际，制定本规范。

第二条　本规范适用于各级各类医疗机构内所有从业人员，包括：

（一）管理人员。指在医疗机构及其内设各部门、科室从事计划、组织、协调、控制、决策等管理工作的人员。

（二）医师。指依法取得执业医师、执业助理医师资格，经注册在医疗机构从事医疗、预防、保健等工作的人员。

（三）护士。指经执业注册取得护士执业证书，依法在医疗机构从事护理工作的人员。

（四）药学技术人员。指依法经过资格认定，在医疗机构从事药学工作的药师及技术人员。

（五）医技人员。指医疗机构内除医师、护士、药学技术人员之外从事其他技术服务的卫生专业技术人员。

（六）其他人员。指除以上五类人员外，在医疗机构从业的其他人员，主要包括物资、总务、设备、科研、教学、信息、统计、财务、基本建设、后勤等部门工作人员。

第三条　医疗机构从业人员，既要遵守本文件所列基本行为规范，又要遵守与职业相对应的分类行为规范。

第二章　医疗机构从业人员基本行为规范

第四条　以人为本，践行宗旨。坚持救死扶伤、防病治病的宗旨，发扬大医精诚理念和人道主义精神，以病人为中心，全心全意为人民健康服务。

第五条　遵纪守法，依法执业。自觉遵守国家法律法规，遵守医疗卫生行业规章和纪律，严格执行所在医疗机构各项制度规定。

第六条　尊重患者，关爱生命。遵守医学伦理道德，尊重患者的知情同意权和隐私权，为患者保守医疗秘密和健康隐私，维护患者合法权益；尊重患者被救治的权利，不因种族、宗教、地域、贫富、地位、残疾、疾病等歧视患者。

第七条　优质服务，医患和谐。言语文明，举止端庄，认真践行医疗服务承诺，加强与患者的交流与沟通，积极带头控烟，自觉维护行业形象。

第八条　廉洁自律，恪守医德。弘扬高尚医德，严格自律，不索取和非法收受患者财物，不利用执业之便谋取不正当利益；不收受医疗器械、药品、试剂等生产、经营企业或人员以各种名义、形式给予的回扣、提成，不参加其安排、组织或支付费用的营业性娱乐活动；不骗取、套取基本医疗保障资金或为他人骗取、套取提供便利；不违规参与医疗广告宣传和药品医疗器械促销，不倒卖号源。

第九条　严谨求实，精益求精。热爱学习，钻研业务，努力提高专业素养，诚实守信，抵制学术不端行为。

第十条　爱岗敬业，团结协作。忠诚职业，尽职尽责，正确处理同行同事间关系，互相尊重，互相配合，和谐共事。

第十一条　乐于奉献，热心公益。积极参加上级安排的指令性医疗任务和社会公益性的扶贫、义诊、助残、支农、援外等活动，主动开展公众健康教育。

第三章　管理人员行为规范

第十二条　牢固树立科学的发展观和正确的业绩观，加强制度建设和文化建设，与时俱进，创新进取，努力提升医疗质量、保障医疗安全、提高服务水平。

第十三条　认真履行管理职责，努力提高管理能力，依法承担管理责任，不断改进工作作风，切实服务临床一线。

第十四条　坚持依法、科学、民主决策，正确行使权力，遵守决策程序，充分发挥职工代表大会作用，推进院务公开，自觉接受监督，尊重员工民主权利。

第十五条　遵循公平、公正、公开原则，严格人事招录、评审、聘任制度，不在人事工作中谋取不正当利益。

第十六条　严格落实医疗机构各项内控制度，加强财物管理，合理调配资源，遵守国家采购政策，不违反规定干预和插手药品、医疗器械采购和基本建设等工作。

第十七条　加强医疗、护理质量管理，建立健全医疗风险管理机制。

第十八条　尊重人才，鼓励公平竞争和学术创新，建立完善科学的人员考核、激励、惩戒制度，不从事或包庇学术造假等违规违纪行为。

第十九条 恪尽职守，勤勉高效，严格自律，发挥表率作用。

第四章 医师行为规范

第二十条 遵循医学科学规律，不断更新医学理念和知识，保证医疗技术应用的科学性、合理性。

第二十一条 规范行医，严格遵循临床诊疗和技术规范，使用适宜诊疗技术和药物，因病施治，合理医疗，不隐瞒、误导或夸大病情，不过度医疗。

第二十二条 学习掌握人文医学知识，提高人文素质，对患者实行人文关怀，真诚、耐心与患者沟通。

第二十三条 认真执行医疗文书书写与管理制度，规范书写、妥善保存病历材料，不隐匿、伪造或违规涂改、销毁医学文书及有关资料，不违规签署医学证明文件。

第二十四条 依法履行医疗质量安全事件、传染病疫情、药品不良反应、食源性疾病和涉嫌伤害事件或非正常死亡等法定报告职责。

第二十五条 认真履行医师职责，积极救治，尽职尽责为患者服务，增强责任安全意识，努力防范和控制医疗责任差错事件。

第二十六条 严格遵守医疗技术临床应用管理规范和单位内部规定的医师执业等级权限，不违规临床应用新的医疗技术。

第二十七条 严格遵守药物和医疗技术临床试验有关规定，进行实验性临床医疗，应充分保障患者本人或其家属的知情同意权。

第五章 护士行为规范

第二十八条 不断更新知识，提高专业技术能力和综合素质，尊重关心爱护患者，保护患者的隐私，注重沟通，体现人文关怀，维护患者的健康权益。

第二十九条 严格落实各项规章制度，正确执行临床护理实践和护理技术规范，全面履行医学照顾、病情观察、协助诊疗、心理支持、健康教育和康复指导等护理职责，为患者提供安全优质的护理服务。

第三十条 工作严谨、慎独，对执业行为负责。发现患者病情危急，应立即通知医师；在紧急情况下为抢救垂危患者生命，应及时实施必要的紧急救护。

第三十一条 严格执行医嘱，发现医嘱违反法律、法规、规章或者临床诊疗技术规范，应及时与医师沟通或按规定报告。

第三十二条 按照要求及时准确、完整规范书写病历，认真管理，不伪造、隐匿或违规涂改、销毁病历。

第六章 药学技术人员行为规范

第三十三条 严格执行药品管理法律法规，科学指导合理用药，保障用药安全、有效。

第三十四条 认真履行处方调剂职责，坚持查对制度，按照操作规程调剂处方药品，不对处方所列药品擅自更改或代用。

第三十五条　严格履行处方合法性和用药适宜性审核职责。对用药不适宜的处方，及时告知处方医师确认或者重新开具；对严重不合理用药或者用药错误的，拒绝调剂。

第三十六条　协同医师做好药物使用遴选和患者用药适应证、使用禁忌、不良反应、注意事项和使用方法的解释说明，详尽解答用药疑问。

第三十七条　严格执行药品采购、验收、保管、供应等各项制度规定，不私自销售、使用非正常途径采购的药品，不违规为商业目的统方。

第三十八条　加强药品不良反应监测，自觉执行药品不良反应报告制度。

第七章　医技人员行为规范

第三十九条　认真履行职责，积极配合临床诊疗，实施人文关怀，尊重患者，保护患者隐私。

第四十条　爱护仪器设备，遵守各类操作规范，发现患者的检查项目不符合医学常规的，应及时与医师沟通。

第四十一条　正确运用医学术语，及时、准确出具检查、检验报告，提高准确率，不谎报数据，不伪造报告。发现检查检验结果达到危急值时，应及时提示医师注意。

第四十二条　指导和帮助患者配合检查，耐心帮助患者查询结果，对接触传染性物质或放射性物质的相关人员，进行告知并给予必要的防护。

第四十三条　合理采集、使用、保护、处置标本，不违规买卖标本，谋取不正当利益。

第八章　其他人员行为规范

第四十四条　热爱本职工作，认真履行岗位职责，增强为临床服务的意识，保障医疗机构正常运营。

第四十五条　刻苦学习，钻研技术，熟练掌握本职业务技能，认真执行各项具体工作制度和技术操作常规。

第四十六条　严格执行财务、物资、采购等管理制度，认真做好设备和物资的计划、采购、保管、报废等工作，廉洁奉公，不谋私利。

第四十七条　严格执行临床教学、科研有关管理规定，保证患者医疗安全和合法权益，指导实习及进修人员严格遵守服务范围，不越权越级行医。

第四十八条　严格执行医疗废物处理规定，不随意丢弃、倾倒、堆放、使用、买卖医疗废物。

第四十九条　严格执行信息安全和医疗数据保密制度，加强医院信息系统药品、高值耗材统计功能管理，不随意泄露、买卖医学信息。

第五十条　勤俭节约，爱护公物，落实安全生产管理措施，保持医疗机构环境卫生，为患者提供安全整洁、舒适便捷、秩序良好的就医环境。

第九章　实施与监督

第五十一条　医疗机构行政领导班子负责本规范的贯彻实施。主要责任人要以身作则，模范遵守本规范，同时抓好本单位的贯彻实施。

第五十二条　医疗机构相关职能部门协助行政领导班子抓好本规范的落实，纪检监察纠风部门负责对实施情况进行监督检查。

第五十三条　各级卫生行政部门要加强对辖区内各级各类医疗机构及其从业人员贯彻执行本规范的监督检查。

第五十四条　医疗卫生有关行业组织应结合自身职责，配合卫生行政部门做好本规范的贯彻实施，加强行业自律性管理。

第五十五条　医疗机构及其从业人员实施和执行本规范的情况，应列入医疗机构校验管理和医务人员年度考核、医德考评和医师定期考核的重要内容，作为医疗机构等级评审、医务人员职称晋升、评先评优的重要依据。

第五十六条　医疗机构从业人员违反本规范的，由所在单位视情节轻重，给予批评教育、通报批评、取消当年评优评职资格或低聘、缓聘、解职待聘、解聘。其中需要追究党纪、政纪责任的，由有关纪检监察部门按照党纪政纪案件的调查处理程序办理；需要给予行政处罚的，由有关卫生行政部门依法给予相应处罚；涉嫌犯罪的，移送司法机关依法处理。

第十章　附　则

第五十七条　本规范适用于经注册在村级医疗卫生机构从业的乡村医生。

第五十八条　医疗机构内的实习人员、进修人员、签订劳动合同但尚未进行执业注册的人员和外包服务人员等，根据其在医疗机构内从事的工作性质和职业类别，参照相应人员分类执行本规范。

第五十九条　本规范由卫生部、国家中医药管理局、国家食品药品监督管理局负责解释。

第六十条　本规范自公布之日起施行。

《护理伦理与法规》教学大纲

一、课程性质、目的与任务

护理伦理学是护理学专业学生的一门德育学科。本课程的主要任务是讲解我国社会主义护理道德的基本原则、基本规范、基本范畴；护患关系、临床诊疗、公共卫生与康复护理、护理管理、护理科研和特殊疾病的护理道德要求；基因诊断治疗，医学生殖技术、器官移植与安乐死等生命伦理问题及其具体的道德原则。通过学习本课程，要求学生掌握护理伦理学的基础理论，并能够运用这些理论去分析和解决临床护理实践中的伦理问题，提高伦理分析和决策能力。卫生法规是护理专业学生必修的一门应用性法律教育课程。它的主要任务是讲解我国护理管理法律制度以及与护理活动相关的法律制度。通过学习本课程，要求学生掌握与执业活动有关的法律法规知识，从而增强卫生法制观念，综合运用法律知识解决实际问题，自觉遵守法律、法规，依法维护合法权益，正确履行岗位职责，保护人体健康，推动医学科学进步和护理事业的发展，构建和谐的护患关系，促进卫生事业的发展。

二、教学基本要求

要求学生掌握护理伦理与卫生法的基本概念、基本理论，掌握有关的法律制度，教师应注重培养学生的思维能力，采用理论与实践相结合，理论讲述与案例分析相结合的方法进行教学，培养和提高学生分析问题和解决问题的能力，使学生完成这两门课程的学习任务之后，能够自觉地对实践中存在的问题进行反思并提出解决办法。

三、教学内容与要求

绪　论

【知识教学目标】

1. 掌握护理伦理学的含义。
2. 熟悉伦理学和护理职业道德的含义。
3. 熟悉卫生法的含义及其基本原则的内容。
4. 熟悉学习护理伦理和卫生法规的意义和方法。
5. 了解护理伦理与卫生法律的关系。

【能力培养目标】

1. 培养理论联系实际的学习方法。
2. 培养在实践中分析问题和解决问题的能力。

第一单元　护理伦理学概述

【知识教学目标】

1. 掌握护理伦理学的研究对象。
2. 熟悉护理伦理学的研究内容。
3. 熟悉护理伦理学的历史发展。
4. 了解护理伦理学的理论基础及其与相关学科的关系。

【能力培养目标】

培养用历史唯物主义的观点看待问题的态度。

第二单元　社会主义护理道德的原则、规范和范畴

【知识教学目标】

1. 掌握护理道德的基本原则、具体原则和基本范畴的定义和内容。
2. 熟悉护理道德基本规范的定义和内容。
3. 了解权利、义务、情感、良心、审慎、荣誉与幸福的作用。

【能力培养目标】

1. 培养理论联系实际的学习方法，提高学生分析问题和解决问题的能力。
2. 加强护理道德的自我修养，提高护理道德水平。

第三单元　护理关系道德

【知识教学目标】

1. 掌握护患关系的基本模式和护理道德规范。
2. 熟悉护际间的道德关系及护理人员与社会公共关系的道德要求。
3. 了解影响护患关系的因素与对策。

【能力培养目标】

通过学习护理人际关系的相关知识，使学生具备处理好护理人际关系的能力。

第四单元　基础护理、心理护理与整体护理道德

【知识教学目标】

1. 掌握基础护理、心理护理与整体护理的道德要求。
2. 熟悉基础护理、心理护理与整体护理的特点。
3. 了解基础护理、心理护理与整体护理的含义。

【能力培养目标】

具有良好的基础护理、心理护理与整体护理的道德情操。

第五单元 临床护理道德

【知识教学目标】

1. 掌握临床诊疗活动中的护理道德。

2. 熟悉特殊护理的道德要求。

3. 了解临终护理和尸体处置的道德要求。

【能力培养目标】

通过学习使学生具备良好的道德素养，将临床护理道德的相关要求，应用到具体的护理实践中去。

第六单元 公共卫生与康复护理道德

【知识教学目标】

1. 掌握护士在处理突发公共卫生事件中的责任，社区护理的护理道德规范。

2. 熟悉突发公共卫生事件的概念及其护理道德规范，健康教育、家庭病床护理和康复护理的护理道德规范。

3. 了解健康教育、预防接种、社区保健、家庭病床和康复护理的概念。

【能力培养目标】

具有良好突发公共卫生事件应急、预防接种、健康教育、社区保健、家庭病床与康复护理的道德情操。

第七单元 护理管理与护理科研道德

【知识教学目标】

1. 掌握护理质量管理、护理安全管理中的护理道德。

2. 熟悉护士人员管理、护理科研的护理道德。

3. 了解护理管理、护理科研的概念，护理道德在护理科研中的意义。

【能力培养目标】

具有良好的护理管理和护理科研的道德情操。

第八单元 现代医学发展中的道德问题

【知识教学目标】

1. 掌握现代生殖技术在医学应用中的伦理原则、器官移植应遵循的伦理原则、脑死亡的标准、脑死亡及安乐死的伦理意义。

2. 熟悉生育控制技术中的伦理原则、安乐死的定义。

3. 了解器官移植的指导原则、基因治疗的伦理原则。

【能力培养目标】

能运用所学知识正确处理现代生殖技术、器官移植、基因治疗、脑死亡及安乐死等现代医学发展中遇到的实际问题。

第九单元　护理道德教育、修养与评价

【知识教学目标】

1. 掌握护理道德修养的方法，护理道德评价的方式。

2. 熟悉护理道德教育的过程、方法，护理道德修养的境界，护理道德评价的标准和依据。

3. 了解护理道德教育、修养和评价的概念及其意义。

【能力培养目标】

1. 能自觉运用护理道德修养的方法提高自身修养。

2. 具有良好的护理道德评价能力，能正确、熟练运用护理道德评价对他人、自己的行为展开评价。

第十单元　执业护士管理法律制度

【知识教学目标】

1. 掌握护士的权利和义务以及法律责任。

2. 熟悉护士执业资格考试和护士执业注册的法律制度。

3. 了解我国护士执业立法的历史发展和现状。

【能力培养目标】

能使学生懂得护士职业准入法律规定和护士的执业规则，有利于学生规划职业生涯，增强学生的责任感。

第十一单元　传染病防治法律制度

【知识教学目标】

1. 掌握法定传染病的分类，传染病的预防控制措施、报告制度，艾滋病的防控措施。

2. 熟悉传染病的通报制度，医疗救治措施以及艾滋病的治疗与救助措施，医疗机构的法律责任。

3. 了解传染病防治法的概念及发展历程。

【能力培养目标】

增强学生法制观念，培养学生用法律来指导、评价护理工作的能力。

第十二单元　医疗损害纠纷处理法律制度

【知识教学目标】

1. 掌握医疗损害责任的概念和归责原则，医疗事故的概念。

2. 熟悉《侵权责任法》中有关医疗损害责任的具体规定，医疗事故的构成要件以及医疗事故的预防、处置和法律责任。

3. 了解我国医疗损害处理的法制建设。

【能力培养目标】

能使学生树立依法开展执业活动的法律意识，有利于学生增强责任感。

第十三单元　护理工作中其他法律制度

【知识教学目标】

1. 掌握相关的法律法规与护理活动有密切联系的规定。
2. 熟悉相关法律法规的立法精神和实质。
3. 了解相关法律法规的立法过程及发展。

【能力培养目标】

通过学习与护理工作有关法律制度，使学生能增强法律意识，在今后的工作中做到知法、懂法、守法、用法，能用法律武器保护自己，能用法律法规规范自己的护理行为。

四、教学时段安排与分配

章节	教学内容		总学时	理论	实验
绪论	绪论		2	2	0
上篇　护理伦理	第一单元	伦理学与护理伦理学概述	4	4	0
	第二单元	社会主义护理道德的原则、规范和范畴	6	6	0
	第三单元	护理关系道德	4	4	0
	第四单元	基础护理、心理护理与整体护理道德	2	2	0
	第五单元	临床护理道德	6	6	0
	第六单元	公共卫生与康复护理道德	2	2	0
	第七单元	护理管理与护理科研道德	2	2	0
	第八单元	现代医学发展中的道德问题	4	4	0
	第九单元	护理道德的教育、修养与评价	4	4	0
下篇　卫生法规	第十单元	护士管理法律制度	4	4	0
	第十一单元	临床护理工作相关的法律法规	4	4	0
	第十二单元	医疗损害纠纷处理法律制度	4	4	0
	第十三单元	护理工作中其他法律制度	6	6	0
	机动		2	2	0
	总计		56	56	0

备注：学时供参考，各学校可根据具体情况进行调整

参考答案

绪论

1. A 2. B 3. C 4. D 5. A 6. B

第一单元

1. C 2. A 3. B 4. D 5. B 6. B 7. A 8. C 9. D 10. A 11. C 12. E

第二单元

1. D 2. B 3. E 4. D 5. A 6. B 7. A 8. B 9. E 10. A 11. C 12. A 13. E 14. A 15. C 16. D

第三单元

1. A 2. C 3. A 4. D 5. D 6. D

第四单元

1. D 2. B 3. B 4. B 5. B 6. B 7. E 8. C 9. A

第五单元

1. D 2. C 3. D 4. B 5. D

第六单元

1. A 2. B 3. E

第七单元

1. D 2. E 3. D 4. C

第八单元

1. E 2. B 3. C 4. D 5. D 6. A

第九单元

1. D 2. D 3. C 4. A 5. B 6. E

第十单元

1. B 2. B 3. D 4. B 5. E 6. B 7. D 8. D 9. A 10. C 11. C 12. B 13. B
14. D 15. B 16. B

第十一单元

1. D 2. E 3. B 4. E 5. A 6. B 7. D 8. C 9. A

第十二单元

1. A 2. B 3. E 4. D 5. B 6. A 7. C 8. C 9. D 10. A 11. C 12. D 13. A
14. E 15. D 16. E 17. D 18. C

第十三单元

1. B 2. D 3. E 4. D 5. D 6. C 7. E 8. D 9. E 10. E

参考文献

[1] 曹志平. 护理伦理学 [M]. 北京：人民卫生出版社，2004.

[2] 陈聪杰，何俊康，刘建文. 护理伦理学 [M]. 成都：西南交通大学出版社，2009.

[3] 陈照坤，付能荣. 护理技术 [M]. 北京：科学出版社，2012.

[4] 丛亚丽. 护理伦理学 [M]. 北京：北京大学医学出版社，2002.

[5] 高玉萍. 护理伦理与法规 [M]. 北京：高等教育出版社，2004.

[6] 国务院法制办公室，卫生部《传染病防治法》修订小组. 中华人民共和国传染病防治法释义 [M]. 北京：中国法制出版社，2004.

[7] 何宪平. 护理伦理学 [M]. 北京：高等教育出版社，2003.

[8] 瞿晓敏. 护理伦理学 [M]. 上海：复旦大学出版社，2007.

[9] 兰礼吉. 应用护理伦理学 [M]. 成都：四川大学出版社，2004.

[10] 李本富. 护理伦理学 [M]. 北京：科学出版社，2000.

[11] 李怀珍，秦敬民. 护理伦理学 [M]. 北京：人民军医出版社，2007.

[12] 李建光. 卫生法律法规 [M]. 北京：人民卫生出版社，2004.

[13] 刘邦武. 医学伦理学 [M]. 北京：人民卫生出版社，2002.

[14] 秦红兵，李燕. 护理伦理学与法规 [M]. 北京：中国科学技术出版社，2011.

[15] 秦敬民. 护理伦理学要点提示与习题 [M]. 北京：人民军医出版社，2007.

[16] 秦敬民. 医学伦理学 [M]. 北京：人民卫生出版社，2009.

[17] 石悦. 医疗侵权法 [M]. 北京：北京师范大学出版社，2011.

[18] 田侃. 卫生法规 [M]. 长沙：湖南科学技术出版社，2006.

[19] 田荣云. 护理伦理学 [M]. 北京：人民卫生出版社，1999.

[20] 汪道鑫. 护理伦理学 [M]. 南昌：江西科学技术出版社，2008.

[21] 王峰. 卫生法律法规 [M]. 北京：人民卫生出版社，2008.

[22] 王丽莎. 医疗损害侵权法律应用指南 [M]. 北京：法律出版社，2010.

[23] 王陇德，汪永清. 艾滋病防治条例释义 [M]. 北京：中国法制出版社，2006.

[24] 吴崇其，张静 [M]. 北京：法律出版社，2010.

[25] 吴崇其. 中国卫生法学 [M]. 北京：中国协和医科大学出版社，2011.

[26] 严丽丽. 护理伦理与法规 [M]. 郑州：河南科学技术出版社，2005.

［27］杨玲．护理伦理学［M］．哈尔滨：东北林业大学出版社，2006.

［28］张绍翼，王秀红．护理伦理学与法规［M］．北京：中国医药科技出版社，2013.

［29］张武丽．护理伦理与法规．合肥：安徽科学技术出版社，2011.

［30］赵同刚．卫生法［M］．北京：人民卫生出版社，2004.